医用NiTi合金阳极氧化与表面处理

Anodisation and Surface Treatment of Medical NiTi Alloy

刘艳莲 著

化学工业出版社

·北京·

内容简介

NiTi 合金由于其独特的性能已在生物医学领域得到了广泛应用。本书综合了近年来医用 NiTi 合金阳极氧化与表面处理的新理论和技术成果，主要内容包括：绪论；NiTi 合金表面 Ni-Ti-O 纳米管阵列涂层；NiTi 合金表面 Ni-Ti-O 纳米孔涂层；NiTi 合金表面纳米涂层的腐蚀性能；NiTi 合金表面纳米涂层的生物学性能；医用 NiTi 合金表面改性技术进展及展望等。

全书结合作者研究成果，具有一定的独创价值，系统性、理论性和实用性较强，可供广大生物材料、金属材料和新材料，以及医疗器械、临床医学等领域的科研人员、技术人员阅读或参考，也可作为相关专业师生的教学参考书。

图书在版编目（CIP）数据

医用 NiTi 合金阳极氧化与表面处理/刘艳莲著．—北京：化学工业出版社，2023.6

ISBN 978-7-122-43197-4

Ⅰ.①医⋯ Ⅱ.①刘⋯ Ⅲ.①生物医学工程-钛基合金-镍基合金-形状记忆合金-金属材料-阳极氧化②生物医学工程-钛基合金-镍基合金-形状记忆合金-金属材料-金属表面处理 Ⅳ.①R318.08②TG146.2

中国国家版本馆 CIP 数据核字（2023）第 054641 号

责任编辑：朱　彤　　　　　　　　装帧设计：刘丽华
责任校对：宋　夏

出版发行：化学工业出版社（北京市东城区青年湖南街 13 号　邮政编码 100011）
印　　装：北京天宇星印刷厂
710mm×1000mm　1/16　印张 9¼　字数 128 千字　　2023 年 6 月北京第 1 版第 1 次印刷

购书咨询：010-64518888　　　　　　售后服务：010-64518899
网　　址：http://www.cip.com.cn
凡购买本书，如有缺损质量问题，本社销售中心负责调换。

定　　价：98.00 元

前言

　　生物医用材料与人类的健康息息相关，生物医用材料的健康、快速发展对于提高人们的生活质量，保障人类健康扮演着重要的角色，也已经逐渐成为快速发展的新兴产业。目前我国生物医用材料行业发展势头强劲，相关产业规模正以约 20% 的年增长率持续增长，成为推动我国经济发展的重要产业之一。

　　虽然生物医用材料不断取得新成果，但传统材料仍是现阶段生物医学工程产业发展和临床应用的基础。当生物材料植入人体以后，其表面首先与人体接触，进而调控宿主作出相应的生理反应，并根据反应结果判断对材料是亲和还是排斥，因此生物医用材料的表面特征决定材料的生物学响应和后续植入的成败。其中，阳极氧化作为一种简单、成本较低、无污染、易于实现产业化的表面改性方法，部分研究成果已表现出良好的临床应用潜能和潜在的商业价值。

　　作为医用 NiTi 合金材料的近等原子比 NiTi 合金（即医用 NiTi 合金，或简称为 NiTi 合金），由于其独特的形状记忆效应、超弹性和较低的弹性模量，已广泛应用于骨科、整形外科、耳鼻喉科、泌尿科及心血管等领域。但 NiTi 合金的腐蚀性能和生物相容性尚存在争议，其抗菌性能和抑制肿瘤细胞生长方面存在明显不足，限制了其长期应用效果。因此，应用阳极氧化技术在 NiTi 合金表面构建纳米涂层结构，不仅可为其他合金构建纳米结构提供理论借鉴，而且当成功构建纳米涂层后，在保留 NiTi 合金优良性能的同时，还可提高耐腐蚀性能和生物学性能，具有重大的临床应用价值。

　　本书综合了近年来医用 NiTi 合金阳极氧化与表面处理的新理论和技术成果。全书内容主要如下：简要介绍了医用 NiTi 合金及其应用；阳极氧化在 NiTi 合金表面构建 Ni-Ti-O 纳米管阵列；阳极氧化在 NiTi 合金表面构建 Ni-Ti-O 纳米孔涂层；NiTi 合金表面纳米涂层的腐蚀性能，以及 NiTi 合金表面纳米涂层的细胞相容性、抗菌性能、抑制肿瘤细胞生长能力等内容。最后，还介绍了医用 NiTi 合金表面改性技术进展及展望。值得一提的是，作者首次在 $Cl^-/Br^-/CO_3^{2-}$ 离子不同电解液体系中，以阳极氧化构建出不同特征的 Ni-Ti-O 纳米孔涂层，还研究了 NiTi 合金在其他电解液体系中的氧化行为。此外，还总结出纳米孔的生长机制及其生长行为规律；同时，研究了 NiTi 合金表面纳米涂层的腐蚀性能与 Ni 离子释放及退火工艺对其影响；NiTi 合金表面纳米涂层的细胞相容性、抗菌性能、抑制肿瘤细胞生长能力等内容。在本书编写过程中，得到了太原理工大学杭瑞强副教授的指导与帮助，借此机会，深表感谢！

　　由于作者水平有限，书中难免有疏漏和不足之处，恳请广大读者批评、指正。

著者

2023 年 2 月

目录

第五章 NiTi 合金表面纳米涂层的生物学性能

第六章　医用 NiTi 合金表面改性技术进展及展望

第一章
绪　论

1.1
医用 NiTi 合金

1.1.1　医用 NiTi 合金的特性

作为医用 NiTi 合金材料的近等原子比 NiTi 合金（即医用 NiTi 合金，或简称为 NiTi 合金），是一种钛基金属间化合物。表 1-1 显示了该合金的不同晶系、晶格参数、空间角度。合金的形状记忆效应最初由美国海军研究实验室的 Buehler 等在 1963 年发现。NiTi 合金的形状记忆效应和超弹性是由热弹性马氏体转变引起的，即在温度或压力变化时，由 B2 结构的母相奥氏体转变成单斜（M）或菱形（R）结构的马氏体相。

表 1-1　近等原子比 NiTi 合金的不同晶系、晶格参数、空间角度

NiTi	晶系	晶格参数	空间角度
奥氏体	B2,BCC	$a=b=c$	$\alpha=\beta=\gamma$
马氏体(M)	单斜	$a\neq b\neq c$	$\alpha\neq\gamma=\beta$
马氏体(R)	菱形	$a=b=c$	$\alpha=\beta=\gamma\neq90°$

合金的形状记忆效应与其相转变温度有很大的关系，相比于 Cu 基和 Fe 基记忆合金（相转变温度 473K 左右），NiTi 合金的相转变温度低于或接近人体温度，这使其更适用于生物医学应用。NiTi 合金的最大可恢复应变为 8% 左右，远远大于多种自然生物材料（如头发、人骨）的恢复应变（2% 左右）。NiTi 合金有较低的弹性模量（21～83GPa），与人骨较为接近，但抗压强度高于人骨，适用于硬组织修复。NiTi 合金无磁性，植入人体后不会受到外来磁场的影响，可进行核磁共振成像造影。除此之外，NiTi 合金具有优良的力学性能，如较高的断裂强度（895～1900MPa）、延伸率（5%～50%）和疲劳寿命（1.4×10^7 次）等。

1.1.2　Ni、Ti 元素的生物相容性

直到 20 世纪 70 年代，Ni 作为人体基本必需的微量元素才得到

认可。大部分 Ni 存在于胰蛋白酶中，其中 90% 的 Ni 通过尿液排出。据文献报道，人体组织中 Ni 含量（mg/kg 干重）大约为：肺 173，肾脏 62，心脏 54，肝脏 50，大脑 44，脾脏 37，胰腺 34。人体 Ni 的缺乏可引发一系列不良影响，如生长缓慢、体重减轻、新生儿死亡率增加、皮肤的改变（色素沉积和角化不全）、头发不均匀生长、有损铁代谢/脂肪代谢/葡萄糖代谢和动物淀粉新陈代谢，干预 Ca 离子与骨的结合，从而减小腿长骨长度/宽度比率，抑制心脏、肝脏、肾脏多种酶活性，导致心脏和骨骼肌的退化。但过量的 Ni 也是有毒性的，可以导致呼吸疾病，如吸入羟基镍引发严重肺炎，吸入镍喷雾引发慢性鼻炎、鼻窦炎。此外，长期从事与 Ni 生产有关的工人或操作人员，其肺癌、鼻癌和鼻咽癌发病率明显升高。根据美国有关规定，在 15～364d 内，人体吸入 Ni 及其化合物的安全量应小于 $0.2\mu g/m^3$。目前，Ni 离子诱发人体发病机理还不是十分清楚。其中，一种机理认为，体内虽然可溶性 Ni 离子能快速溶解，但通过 Mg 离子的传输作用，Ni 离子穿过细胞膜，结合到细胞质膜配位体蛋白；在细胞核内，Ni 离子传输到目标位点时没有特定的机制，这可能引发基因突变从而致癌。另一种机理则认为，Ni 化合物可能是有害的，尤其是粒子状态，细胞通过细胞膜积极摄取（内吞作用）Ni 化合物；当目标细胞将 Ni 化合物内吞时，从而释放 Ni 离子，产生毒害作用，如氧自由基的形成、DNA 序列损坏、肿瘤发生等。

一般认为，Ti 不是人体的必需元素；在通常情况下，即使大量的 Ti 也不会诱发毒性。实验表明，人类每天摄取 0.8mg 的 Ti，既不会消化也不会吸收，且大部分 Ti 随人体排出。体内实验表明，Ti 移植体与人体没有排异反应，与宿主骨有很好的实体连接。然而有研究表明在体外实验时，金属 Ti 会抑制间充质干细胞成骨分化和导致结缔组织中的基因改变；同时，体内实验结果显示，Ti 颗粒在白细胞（白血球）中表现为特殊粒子尺寸生物学效应。相比于不锈钢、钴合金，纯 Ti 具有独特的耐腐蚀性，且通常认为 Ti 具有更好的生物相容性。体外基因突变实验表明，Ti 合金对人类和动物来说是非常安全的。

1.1.3　NiTi合金的生物相容性

植入医疗器械作为与人体组织亲密接触的生物材料，其最重要的特点是植入后应不能对人体产生任何的毒副作用，并具备良好的生物相容性。Williams认为生物相容性涵盖范围较广，包括医疗器械植入体内后细胞/组织与植入材料之间的各种相互反应。美国食品药品监督管理局（FDA）对生物相容性曾作出明确定义，即材料不会对人体产生或诱导任何的不良反应，并具备期望的生物功能，因此植入器械的成功关键在于保证其生物安全的前提下发挥正常功能。NiTi合金由于其优越的力学性能和耐腐蚀性能，在植入体领域引起了广泛关注。但NiTi合金植入体内后，在复杂的局部微环境下（pH值、氧浓度等）会持续释放对人体有害的Ni离子，较高的Ni离子析出可引发过敏风险、致癌等各种不良反应。目前对NiTi合金的长效生物相容性仍然存在争议。为了改善NiTi合金的生物相容性，学者们进行了大量体内、体外实验。研究结果表明，NiTi合金作为人体植入材料，NiTi合金的炎症反应与纯Ti类似，表明其具有良好的生物相容性。如作为长期移植时，仍可能增加体系的毒性。因此，必须通过各种表面改性手段以提高其耐腐蚀性能，抑制Ni离子的析出（过量Ni离子具有致敏性、致畸性和致癌倾向），进而改善NiTi合金的生物学性能。但也有研究显示，足量的Ni离子具有抗菌、抗癌的作用。总体来说，在不同细胞类型、原材料、实验情况下进行体外毒性测试，整体结果均表明NiTi合金通常具有较好的生物相容性。

1.1.4　医用NiTi合金的应用

医用NiTi合金由于独特的性能已在生物医学领域得到了一定应用。Anderasen于1972年首次将NiTi合金制作成接骨板和骑缝钉，用于骨科矫形器件。医用NiTi合金的另一个应用范例是支架，由于相变过程中会改变其形状，已成功应用于血栓过滤器和心血管治疗。在人造器官方面应用时，生物材料有较高的疲劳强度和小型化要求，医用NiTi合金正好满足此要求，如在肾脏移植后的输尿管狭窄中的制动器和人工心脏泵等方面。目前医用NiTi合金的应用实例如表 1-2 所示。

表 1-2　目前医用 NiTi 合金的应用实例

应用领域	实例
口腔医学	齿列矫正用唇弓丝、凿根挫、齿冠、托环、颌骨固定、齿根种植
心血管	血管内支架、血栓过滤器、脑动脉瘤夹、血管成形架、血管栓塞器
整形外科	正畸弓丝、接骨板、骨针、骨髓内钉、髓鞘、颅骨板、接骨超弹性丝、关节接头、哈氏棒
其他领域	内窥镜、食道胃镜、膀胱镜、导管、输卵管绝育夹等

1.1.5　医用 NiTi 合金存在的问题

（1）医用 NiTi 合金的腐蚀和 Ni 离子释放

人体环境与周围环境不同，它是一个复杂的物理化学环境，因此尽管金属在空气中性能稳定，但是移植到体内可能会产生很严重的腐蚀。由于人体组织/细胞微环境中存在差异明显的氧浓度和 pH 值，当移植体植入后，在复杂的微环境中，移植体在人体不同组织处可能会产生不同程度的腐蚀。腐蚀不但会导致植入物质量、功能性和机械完整性的丧失，而且腐蚀产物的析出和腐蚀残骸可能会引起炎症、过敏反应和导致许多其他健康问题。

一般来说，NiTi 合金相比于 CoCrMo 和 316L 不锈钢有更好的耐腐蚀性能，但是低于纯 Ti 的耐腐蚀性能。不管是体内还是体外，Ni-Ti 合金都会有一定程度的腐蚀，并会有 Ni 离子析出；而过量的 Ni 离子对人体有不良影响，腐蚀行为会造成 NiTi 合金功能的退化，因此需要通过各种表面改性手段以提高其耐腐蚀性，抑制 Ni 离子的析出，进而改善医用 NiTi 合金的生物相容性。

（2）抗菌性能不足

虽然医用 NiTi 合金生物相容性较好，但其抗菌效果并不能令人满意。当作为植入体材料植入人体后，材料表面黏附的细菌就会快速繁殖，并分泌出多糖基质、纤维蛋白、类脂质蛋白等，并将其包绕其中而造成大量细菌聚集，最终形成生物被膜。细菌的大量增殖，会对人体免疫系统产生抵抗作用，生物被膜还能阻止抗生素以及其他抗菌药物向细菌内部渗透，使其无法发挥抗菌性能。术后的局部感染问题很难通过药物作用直接杀死细菌，这将会导致植入的失效，严重时会危及患者生命。Yasuyuki 等研究表明，金属 Ni 箔通过持续释放 Ni 离子能够有效杀死细菌。同样，最近的一项研究表明，医用 NiTi 合金也可以通过释放 Ni 离子而具有抗菌能力。然而，医用 NiTi 合金通过释放 Ni 离子产生的抗菌能力远远不够。因此，提高 NiTi 合金抗菌能力最直接有效的方法可能是最大化增加 NiTi 合金比表面积，在不损坏其生物活性的情况下增加 Ni 离子的释放，以达到有效抗菌的目的。

（3）自身抗肿瘤性能不足

医用 NiTi 合金由于独特的形状记忆效应和超弹性，已经在商业上成功应用于可膨胀支架的生产。此支架可用于减轻许多癌症引起的管腔梗阻。然而，目前使用的医用 NiTi 合金支架并没有很好的肿瘤抑制能力，且易被肿瘤向内生长和过度生长而引发再次闭塞，给患者带来很大的伤害。

1.2
NiTi 合金的表面改性

尽管有些体外、体内实验结果都表明 NiTi 合金具有较好的耐腐蚀性能和生物相容性，但在人体复杂的环境下，NiTi 合金的耐腐蚀性能和生物学性能仍需进一步提高。此外，NiTi 合金发生感染和肿瘤膨胀性生长等问题，阻碍了其临床推广与应用。因此，通过适当的方法，对 NiTi 合金的表面进行改性，提高其耐腐蚀和生物学性能仍然是十分必要的。目前，对 NiTi 合金表面改性，常用的方法分为三类：在其表面制备无 Ni 层；在 NiTi 合金表面形成薄膜层；在 NiTi 合金本体掺杂第三类元素。

NiTi 合金具有较好的耐腐蚀性能和生物相容性是由于其表面自发形成的一层几纳米厚的致密氧化层。但在人体复杂的体液环境中，此氧化层极易脱落，引起植入材料的损坏，不能发挥其力学性能和生物学功能。Firstov 等对机械抛光的 NiTi 合金在 300～800℃退火氧化，结果显示在 500℃和 600℃氧化时能得到无 Ni 的氧化层区域，且 500℃氧化得到的是平滑有保护性的无 Ni 氧化层，具有良好的生物相容性。

Liu 等通过等离子体聚合将丙烯酰胺聚合在 NiTi 合金表面，细胞实验结果表明改性后试样表现了较好的黏附和增殖，这将有利于改善表面活性和促进骨细胞生长。Khalili 等将羟基磷灰石-硅-碳纳米管复合层沉积到 NiTi 合金表面，改性后表现出与骨弹性模量有更好的匹配，骨髓间充质干细胞（BMSC）在其表面有更好的黏附和增殖。Li 等将石墨烯沉积到 NiTi 合金表面，结果表明沉积的涂层不仅促进了 BMSC 的成骨功能分化，而且提高了其生物活性。Hang 在 NiTi 合金表面沉积了类金刚石（DLC）涂层，结果表明沉积的 DLC 涂层可以抑制 Ni 离子析出，涂层表面更有利于内皮细胞的黏附、迁移和增殖，增强内皮化。Jamesh 等在 NiTi 合金表面制备了 Ti/C 分层复合薄膜，显著提高了耐腐蚀性能和生物相容性。Gill 等应用电磁抛光对 NiTi 合金进行改性，发现改性后提高了其耐腐蚀性能和细胞活力。Desai 等在 NiTi 合金表面制备了纳米管结构，虽然改性后增加了 Ni 离子的释放，但细胞实验结果表明，改性后不仅能促进内皮细胞的铺展和迁移，而且能抑制血管平滑肌细胞的胶原和 MMP-2 表达，此涂层有望用于基于 NiTi 合金的生物支架材料。Yeung 等研究了氮等离子体注入对 NiTi 合金的影响，发现表面形成的 TiN 层具有较好的耐腐蚀性能，可减少 Ni 离子的析出。Wang 等在 NiTi 合金表面构造含 Ca/P 的 TiO_2 涂层，改性后显著减少了 Ni 离子的析出，提高了生物活性和耐腐蚀性能。Hang 等利用阳极氧化在 NiTi 合金表面构建纳米管结构后，结果显示腐蚀行为、Ni 离子析出和生物相容性依赖纳米管尺寸，较长的纳米管释放较多的 Ni 离子，然而拥有较好的生物相容性。这表明减少 Ni 离子的析出和提高 NiTi 合金的生物相容性没有必然联系，提高 NiTi 合金的生物相容性可以从改变表面形貌、微观结构、化学组成等方面着手，而不仅仅是减少 Ni 离子释放。

Ma 等研究表明，相比于 NiTi 合金，NiTiTa 合金有较好的耐腐蚀性能。Wen 用 Cu 局部取代 Ti，提高了 NiTi 合金的耐腐蚀性能。Ag、Nb、Zr、Mo 和 Ta 无毒且生物相容性较好，这些元素可以形成钝化氧化层，阻碍 Ni 离子释放到人体环境中和提高其生物相容性。

Amin 等将 Co 添加到 NiTi 合金中，在 0.9% NaCl 溶液中研究了其耐腐蚀性能，结果发现显著降低了其均匀腐蚀速率和提高了耐点蚀性能。

1.3
电化学阳极氧化

阳极氧化是一种常用的金属表面改性方法，具有方便、廉价、安全等优点。它通过电解作用在氧化金属表面形成氧化物薄膜。电化学阳极氧化工艺和可能存在的氧化形态如图 1-1（a）所示，通过阳极氧化在合适的金属表面可以形成自组织纳米管/孔阵列结构。当阳极氧化正负极两端施加阈值电压时，金属开始发生氧化反应：$M \rightarrow M^{n+} + ne^-$。根据电解液成分和阳极氧化参数，可能发生的三个反应分别如图 1-1（a）所示：（Ⅰ）M^{n+} 离子溶解在电解液中，即金属持续不断在电解液中溶解（可以观察到金属腐蚀、金属电抛光）；（Ⅱ）生成的 M^{n+} 离子与电解液中的 O^{2-} 发生反应，如果氧化层在电解液中不溶解，便会在金属表面形成致密的氧化层（M_2O_n）；（Ⅲ）在特定的氧化条件下，氧化层的形成与溶解建立了竞争机制并形成多孔 M_2O_n 氧化层，主要状态为有序纳米管结构［图 1-1（a）中（Ⅲ）］、无序纳米管结构［图 1-1（a）中（Ⅳ）和图 1-1（b）］或致密的自组织介孔层［图 1-1（a）中（Ⅴ）］。

1.3.1 阳极氧化过程

金属的阳极氧化作为一种应用广泛的表面改性方法，是以金属为阳极，通过电解作用使金属试样表面形成氧化物薄膜。阳极氧化过程与电解液中有无氟离子有很大关系。图 1-2（a）是 Ti 在无氟离子存在（虚线）和有氟离子存在（实线）的电解液中阳极氧化过程中的电流-时间曲线，通过记录电流-时间曲线可以推断纳米管氧化层的生长过程。Ti 在无氟离子存在的电解液中阳极氧化，在 Ti 表面生成致密的氧化层，发生的主要反应如下：

$$Ti + 2H_2O \longrightarrow TiO_2 + 4H^+ + 4e^- \tag{1-1}$$

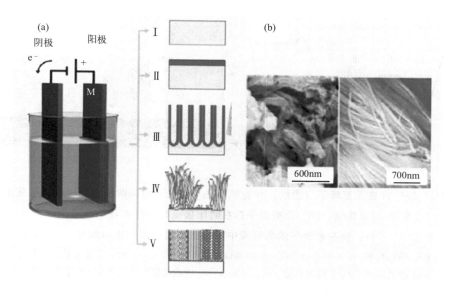

图 1-1　（a）电化学阳极氧化工艺和可能存在氧化形态；
（b）无序的 TiO₂ 纳米管成束生长

（Ⅰ）金属电抛光；（Ⅱ）形成致密的氧化层；（Ⅲ）形成有序纳米管/孔；
（Ⅳ）快速形成无序纳米管；（Ⅴ）形成有序纳米多孔层

此反应过程中 Ti 与电解液中 O^{2-} 反应，形成 Ti^{4+}。Ti^{4+} 和 O^{2-} 的迁移见图 1-2（b），反应开始后，氧化层的生长由可移动离子（Ti^{4+}、O^{2-}）穿过氧化层的运输速率决定［图 1-2（b）］。新生长的氧化层可能存在于金属/氧化层界面，也可能存在于氧化层/电解液界面。但在大部分实验情况下，致密的 TiO_2 氧化层在金属/氧化层界面形成。根据公式 $F=U/d$（U 为电压；d 为氧化层厚度；F 为电场），可见在氧化电压恒定时，随着氧化层厚度增加，离子迁移速率减小，氧化电流随时间延长呈指数型减少。当电流趋于稳定时，氧化层厚度不再增加，如图 1-2（a）中虚线所示。氧化层的最终厚度取决于氧化电压。在阳极氧化反应过程中的电流-电压曲线如图 1-2（a）所示，氧化层形成的阈值电压（U_p）与电化学反应速率均能从此图中获得。在无氟离子存在时，氧化层的形成是典型的主动钝化过程。

电解液中氟离子的存在强烈地影响着阳极氧化过程，因为氟离

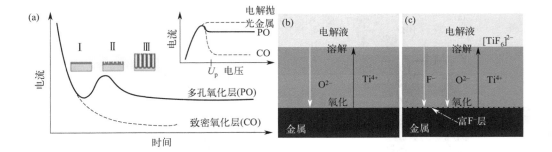

图 1-2 (a) Ti 在无氟离子（虚线）和有氟离子（实线）的电解液中阳极氧化过程中的
电流-时间曲线；(b) 无氟离子存在时阳极氧化过程中离子传质示意；
(c) 存在氟离子的电解液中阳极氧化过程离子传质示意

形成纳米孔/管结构的三个不同阶段 Ⅰ-Ⅲ；右顶端插图是不同浓度氟离子的电流-电压曲线，形成电抛光
（高浓度氟离子）、致密氧化层（低浓度氟离子），并形成管结构（适当的氟离子浓度）

子与 Ti 能够形成水溶性的 $[TiF_6]^{2-}$，离子迁移如图 1-2 (c) 所示：
一方面，Ti^{4+} 穿过氧化层迁移到氧化层/电解液界面与氟离子反应生
成 $[TiF_6]^{2-}$，发生反应（1-2）；另一方面，氟离子能够刻蚀已形成
致密的 TiO_2 氧化层，发生反应（1-3）：

$$Ti^{4+} + 6F^- \longrightarrow [TiF_6]^{2-} \tag{1-2}$$

$$TiO_2 + 6F^- + 4H^+ \longrightarrow [TiF_6]^{2-} + 2H_2O \tag{1-3}$$

根据氟离子浓度的大小，一般发生三个不同的电化学反应，见图 1-2
(a) 右顶端插图。当氟离子浓度 ≤0.05%（质量分数）时，与无氟
离子存在的情况一致，即氧化电压在氧化材料的阈值电压以上时，
形成稳定致密的氧化层。当氟离子浓度 ≥1%（质量分数）时，观察
不到氧化层形成，因为所有 Ti^{4+} 离子立即与电解液中大量氟离子反
应形成可溶性的 $[TiF_6]^{2-}$。在氟离子浓度适中时，氧化物的形成与
Ti^{4+} 的溶解发生竞争，可以形成多孔氧化层/纳米管结构。其形成纳
米管的电流-时间曲线如图 1-2(a) 所示，从图中可以看出电流的变化
有典型的三个阶段：电流迅速下降到一定值后又缓慢升高，再缓慢
降低达到一种稳定状态。在阶段 Ⅰ，氧化反应开始后，反应本质与
无氟离子情况一致，如果这时将试样从电解液中取出后，可以观察
到在试样表面形成致密的氧化层。在阶段 Ⅱ，在电场作用下，氟离

医用 NiTi 合金
阳极氧化与表面处理

子开始刻蚀生成的致密氧化层，形成不规则的纳米多孔结构，穿透开始形成的致密氧化层，随着反应面积的增加电流相应增加。当纳米多孔数量增加到最大时，电流值达到最大。在阶段Ⅲ，不规则的纳米多孔结构使原来均匀分布的电场集中在不规则的纳米多孔结构底部，使氧化层/金属界面氧化反应速率增加，氧化层厚度增加，从而氧化电流有所减小。当不规则纳米多孔结构生长到恒定值时，形成纳米孔，在氟离子的侧向侵蚀下最终演变成纳米管，电流达到恒定，纳米管继续生长。当氧化反应与溶解反应达到动态平衡时，纳米管的长度便不再增加。

1.3.2 阳极氧化的发展现状

阳极氧化是一种传统的表面改性方法，由于以下几个原因，其一直被广泛应用。首先，设备简单，成本较低，操作方便和环保性好；其次，其是一种基于溶液的方法，特别适用于形状复杂的器件，如圆柱、圆锥、球形及其他不规则形状；第三，制备的纳米管具有精确可控的尺寸，可以增强各种细胞功能；第四，纳米管可以作为局部药物的载体和各种药物的释放平台。当然，阳极氧化也有一些不足之处，例如膜层结合力较差等，需要进一步改进和优化。

阳极氧化生成纳米管/孔的理论模型有多种，目前尚未达成统一认识，但主要理论模型有如下几种：场协助溶解模型、黏性流动模型、阻挡层击穿成孔模型、氧气气泡模具成孔模型、等电场强度模型等。这些理论模型尚无一种模型能够完美地解释有序纳米管/孔结构的生成机理，彼此间需要相互联系。通过对相关机理的研究，有助于对后期实验结果进行调控，并对前沿领域中关键技术难题的解决也可提供重要的指导。

1.4
纳米级形貌的生物学响应

虽然各种商业钛合金植入体已广泛用于临床，且有较高的成功率，但失败仍时有发生，极大损害了医生对植入体的临床信心；同时，也增加了患者的心理和医疗负担。对植入体进行表面改性是解决植入体失败的有效途径之一。采用各种物理学、化学和生物学方法对植入体进行改性获得的表面可以分为"主动响应型"和"被动响应型"两大类。前者是指其在服役过程中通过生物活性成分（Sr、Si、Ag、抗生素和各种生长因子等）的有效释放，达到较好的生物学性能目的，后者是指依靠材料的表面特征（形貌、组成、微结构等）调控细胞/细菌的生物学行为。相比于前者，后者一般具有持久、稳定和安全的生物学性能。目前利用植入体的表面特征调控生物学响应已经成为一种共识。

人体骨组织是由纳米级单元有机纤维胶原蛋白和无机羟基磷灰石等自组装而成，从仿生学的角度考虑，植入体表面的纳米级形貌可能具有更好的生物相容性。在过去的几十年里，已经有大量研究表明纳米级形貌具有积极的生物学效应。Elisabetta 等表明 TiO_2 纳米管可以显著提高成骨细胞在生物材料/组织界面处的黏附和增殖，促进骨盐的形成。Schmuki 等发现 TiO_2 纳米管的直径和骨组织中的胶原纤维接近，弹性模量与骨组织匹配，因此具有较好的骨仿生特征。Zhao 等表明，在纯 Ti 表面构建的 TiO_2 纳米管阵列，具有内源性骨诱导能力；同时，一定尺寸的 TiO_2 纳米管可在无外源诱导因子的条件下诱导 BMSC 启动成骨分化，具有内源性成骨诱导能力。不同直径的纳米管对软骨细胞黏附和铺展等发挥着不同作用的原理如图 1-3 所示。当纳米管直径较小（30nm）时，大量蛋白质会均匀地吸附在整个试样表面，细胞有更多的黏附和铺展。当纳米管直径较大（100nm）时，由于存在较大的管间距，蛋白质分布稀疏，只会分布在纳米管顶端管壁处，局部附着位点刺激细胞外基质（ECM）分泌，细胞保持圆球形形状，有较少的黏附和铺展。此外，有报道指出，通过改变 TiO_2 纳米管的特征可调节吸附蛋白质的构象，并可作为蛋白质传递和释放的载体。

总体来说，纳米级形貌结构作为植入体表面涂层具有巨大的应用潜力。所以，对植入材料表面进行纳米化改性时，能够使植入物的表面形貌更接近于体内细胞所处的微环境，使细胞及组织具有较好的生物学响应。

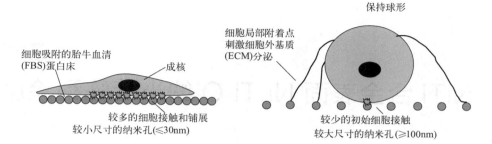

图 1-3　不同直径纳米管对软骨细胞黏附和铺展发挥着不同作用的原理

第二章
NiTi 合金表面 Ni-Ti-O 纳米管阵列涂层

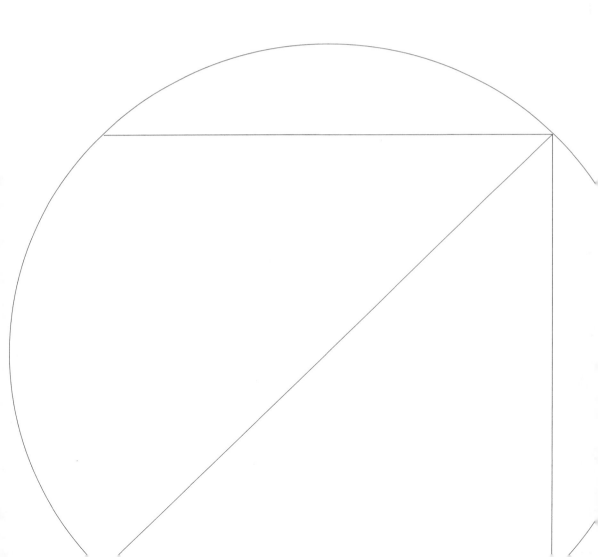

NiTi 记忆合金由于具有良好的力学性能和生物相容性而被广泛用于硬组织植入材料，但其生物惰性限制其应用效果。近年来生物材料的表面纳米化改性逐渐受到重视，其部分研究成果已表现出良好的临床应用潜力和潜在的商业价值。1999 年，Zwilling 等报道了 TiO_2 纳米管的生长是由于适量氟离子的存在。2010 年，Kim 报道通过阳极氧化在 NiTi 合金表面可制备出 Ni-Ti-O 纳米管，但由于含有大量的非阀金属镍（Ni）元素，甚至于 Ni-Ti-O 纳米管阵列很难得到精确控制。

因此，本章内容主要介绍各种影响阳极氧化参数（电解液组成、氧化电压、氧化温度和氧化时间）对 Ni-Ti-O 纳米管阵列形成能力及其结构的影响规律，可为含大量非阀金属元素镍（Ni）的钛合金通过阳极氧化制备纳米管阵列提供借鉴依据。

2.1
Ni-Ti-O 纳米管阵列的制备

用导电胶将 100mm 长的铜线与试样非氧化面连接，并用 704 硅胶密封至干。氧化过程在二电极的电解池中进行，试样为阳极，铂片（1cm×1cm）为阴极，两极间距为 20mm，相关氧化装置如图 1-1(a) 所示。电解液用 PVC 薄膜覆盖以防在氧化过程中水分的蒸发，电解液温度由恒温浴锅控制，电解液所用量为 100mL，试样与直流电源相连接而氧化。试样在氧化后，立即用去离子水超声清洗 30s，去掉试样表面残留的电解液和纳米管表面不规则无序层，随后自然风干。

2.2
Ni-Ti-O 纳米管阵列的生长行为

Ni-Ti-O 纳米管生长行为的示意如图 2-1 所示。在阳极（NiTi 合金）施加适当的电压，形成 Ni 和 Ti 的混合氧化物［反应为式(2-1) 和式(2-2)］，质子迁移到阴极还原为氢气［反应为式(2-3)］。

$$Ti + 2H_2O \longrightarrow TiO_2 + 4H^+ + 4e^- \qquad (2\text{-}1)$$

$$Ni + H_2O \longrightarrow NiO + 2H^+ + 4e^- \qquad (2\text{-}2)$$

$$2H^+ + 2e^- \longrightarrow H_2 \qquad (2\text{-}3)$$

如果 TiO_2 和 NiO 在电解液中不溶，则氧化过程中电流可以表示如下：

$$I = A\exp(B\Delta U/d) = A\exp(BE) \qquad (2\text{-}4)$$

式中，I 为阳极氧化电流；A 和 B 为实验常数；ΔU 为氧化膜两端电压；d 为氧化膜厚度；E 为电场。在初始阶段，d 很小，在较高的 E 时，Ti^{4+} 和 Ni^{2+} 快速向外迁移，O^{2-} 向内迁移，形成 TiO_2 和 NiO 氧化层 [图 2-1（a）]，从而增加 d 和减少 E。当施加一定的电压时，I 呈指数型减小。当 E 足够小时，不能驱动离子传输，薄膜厚度达到恒定值，表现为较小的 I 值 [图 2-1（b）]。然而，如果在电解液中存在刻蚀离子（氟离子）时，它们会刻蚀氧化膜，形成水溶性 $[TiF_6]^{2-}$ 和 $[NiF_4]^{2-}$ [反应为式（2-5）和式（2-6）]，或者在电解液/氧化物界面形成 Ti^{4+} 和 Ni^{2+} 配合物 [反应为式（2-7）和式（2-8）]。

$$TiO_2 + 6F^- + 2H^+ \longrightarrow [TiF_6]^{2-} + H_2O \qquad (2\text{-}5)$$

$$NiO + 4F^- + 2H^+ \longrightarrow [NiF_4]^{2-} + H_2O \qquad (2\text{-}6)$$

$$Ti^{4+} + 6F^- \longrightarrow [TiF_6]^{2-} \qquad (2\text{-}7)$$

$$Ni^{2+} + 4F^- \longrightarrow [NiF_4]^{2-} \qquad (2\text{-}8)$$

氟离子对氧化膜的刻蚀是不均匀的，从而形成了氧化膜多孔结构。在最佳实验条件下，形成自组织纳米管结构，氟离子存在时电场辅助离子通过氧化膜传输示意见图 2-1（c）。典型电流-时间曲线见图 2-1（d），一般可分为以下四个区域。在初始阶段（区域Ⅰ），在恒定电压下，随着氧化时间和氧化膜厚度的增加，氧化电流指数减小。在区域Ⅱ，氟离子刻蚀致密的氧化膜产生不规则纳米孔结构；作为电流的短路通道，此时电流稍微升高。随着氧化时间的延长，在最初不规则氧化层下面生长出不规则纳米管层（区域Ⅲ），该区域内电流趋于稳定，表明底部氧化物溶解和形成达到动态平衡。在最后阶段（区域Ⅳ），连续电场协助化学刻蚀减少了表面不规则层，暴露出有序的纳米管阵列结构。

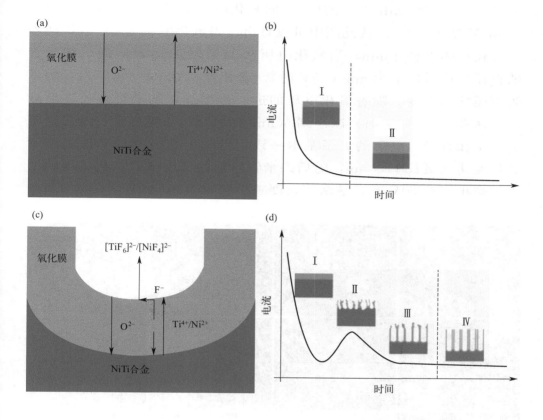

图 2-1　Ni-Ti-O 纳米管阵列生长行为的示意

(a) 无氟离子时电场辅助离子运输通过氧化膜示意；(b) 无氟离子时电流-时间曲线和氧化膜形态演化示意；
(c) 氟离子存在时电场辅助离子通过氧化膜传输示意；(d) 氟离子存在时电流-时间曲线和氧化膜形态演化示意

2.3
纳米管阵列生长行为的影响因素

2.3.1　氧化电压对纳米管阵列的影响

　　将试样在含 0.2%（质量分数）NH_4F 和 1.0%（体积分数）H_2O 的乙二醇（EG）电解液中于 30℃ 氧化，不同氧化电压分别为 5V、10V、15V、20V、25V、30V、40V、60V 和 90V。为了达到纳米管长度的平衡，对应的氧化时间分别为 12h、6h、6h、4h、1h、

0.5h、0.5h、0.25h 和 0.25h。不同氧化电压 Ni-Ti-O 纳米管阵列的 SEM 形貌见图 2-2。从此图中可以看出，当氧化电压为 5V 时，纳米管有较小的直径 15nm；当氧化电压从 10V 增加至 25V 时，纳米管的直径线性增长至 70nm（25V 时）。氧化电压在 25～40V 内，纳米管直径基本不变。随着氧化电压的进一步增加，纳米管直径逐渐减小，从 65nm（60V 时）减小到 60nm（90V 时）。纳米管长度与电压的关系和直径与电压的关系基本一致。当氧化电压为 25V 时，纳米管长度达到最长 1100nm，随后纳米管阵列的长度随着氧化电压的增大而减小，在 90V 时，纳米管长度减小到 400nm。

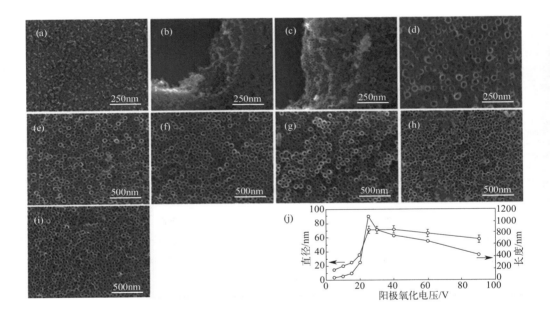

图 2-2　不同氧化电压 Ni-Ti-O 纳米管阵列的 SEM 形貌

(a) 5V；(b) 10V；(c) 15V；(d) 20V；(e) 25V；(f) 30V；(g) 40V；
(h) 60V；(i) 90V；(j) 纳米管直径、长度与电压关系

　　不同氧化电压试样表面的低倍 SEM 形貌如图 2-3 所示。当电压超过 25V 时，试样表面出现均匀的微观坑〔图 2-3(f)～图 2-3(i)〕。选取典型试样对微观坑进行表征，将试样在含 0.2%（质量分数）NH$_4$F 和 1.0%（体积分数）H$_2$O 的乙二醇电解液中于 30℃、30V 氧化 1h。试样表面微观坑 SEM 形貌见图 2-4，由图可观察到，纳米

医用 NiTi 合金
阳极氧化与表面处理

管阵列覆盖了整个微观坑表面。但是，微观坑外面纳米管的直径/长度均大于坑内。微观坑内外纳米管 Ni、Ti 和 O 元素的能谱结果如图 2-5 所示，结果表明坑内外的 Ni、Ti 和 O 元素无明显区别。

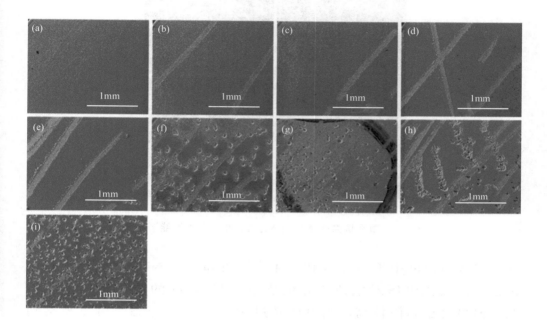

图 2-3 不同氧化电压试样表面的低倍 SEM 形貌

（a）5V；（b）10V；（c）15V；（d）20V；（e）25V；（f）30V；（g）40V；（h）60V；（i）90V

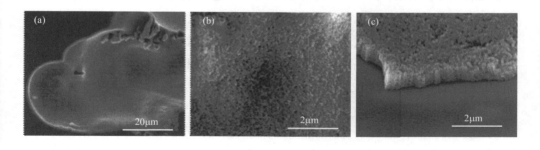

图 2-4 试样表面微观坑 SEM 形貌

（a）微观坑低倍 SEM 图；（b）坑内纳米管表面 SEM 图；（c）坑内纳米管横截面 SEM 图

阳极氧化过程中不同氧化电压下电流-时间曲线如图 2-6（a）所示，试样在含 0.2%（质量分数）NH_4F 和 1.0%（体积分数）H_2O

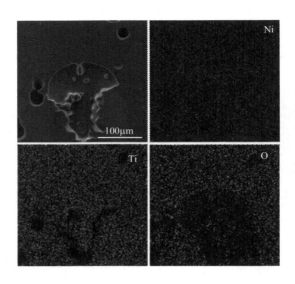

图 2-5　微观坑内外纳米管 Ni、Ti 和 O 元素的能谱结果

的乙二醇电解液中于 30℃ 氧化。由此图可知，在 NiTi 合金阳极氧化过程中，氧化电压对电流变化的影响，与纯 Ti 的变化趋势基本相似。但最终稳态值较高，当电压超过 25V 时，在稳态时可以观察到电流波动。

当纯 Ti 发生阳极氧化时，纳米管的直径、长度随着氧化电压的升高而增大。但对于 NiTi 合金来说，当电压超过 25V 时，此规律不再适用。这是由于 NiTi 合金在较高电压氧化时，会发生氧化击穿，即电阻加热效应导致电流自放大。电阻加热效应使电解液温度升高，一方面加速氧化层溶解，减小纳米管的直径和长度；另一方面，增加试样表面化学活性位点的形成，导致氧化层局部变薄和氧化层分解，从而形成微观坑。微观坑能够缩短电路通道，增加电流密度，从而进一步加热试样。不同氧化时间试样激光扫描三维共焦显微图见图 2-7。由此图可知，在反应开始不久后，随着反应时间的延长，微观坑的深度和宽度都增加；同时，金属离子如 Ti^{4+}、Ni^{2+} 的水解作用可以增加微观坑局部 pH 值，从而加速氧化层溶解，使微观坑内纳米管长度和直径减小。这也佐证了微观坑外面纳米管的直径/长度要比坑内大（图 2-4）。

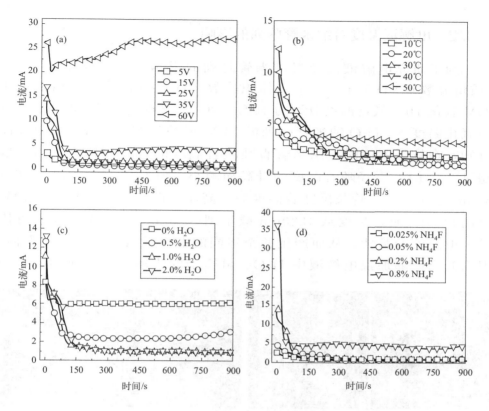

图 2-6　阳极氧化过程中不同氧化电压下电流-时间曲线

（a）不同氧化电压下电流-时间曲线；（b）不同氧化温度下电流-时间曲线；
（c）不同 H_2O 含量下电流-时间曲线；（d）不同 NH_4F 含量下电流-时间曲线

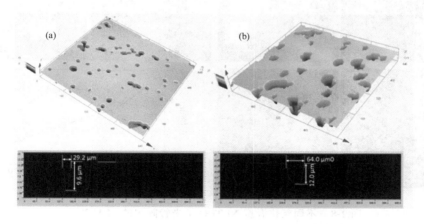

图 2-7　不同氧化时间试样激光扫描三维共焦显微图

（a）15min；（b）30min

2.3.2 电解液温度对纳米管阵列的影响

为了研究电解液温度对纳米管阵列的影响，将试样在含 0.2%（质量分数）NH$_4$F 和 0.5%（体积分数）H$_2$O 的乙二醇电解液中于 25V 氧化 1h，氧化温度分别为 10℃、20℃、30℃、40℃和 50℃。不同氧化温度 Ni-Ti-O 纳米管阵列的 SEM 形貌如图 2-8 所示。由此图可知，在较低温度时，纳米管直径随着温度的升高而增大。当温度超过 30℃时，直径随着温度的升高而减小，但变化不太大，在 38～50nm 之间。纳米管长度随着温度的升高而线性变短。当温度从 10℃升高到 50℃时，长度从 1320nm 减小到 386nm。这是由于高温可以降低电解液的黏性，从而产生两个不同的电化学氧化效应：一方面，温度升高能够加快电解液中 H$_2$O、氟离子的流动性，加速纳米管的

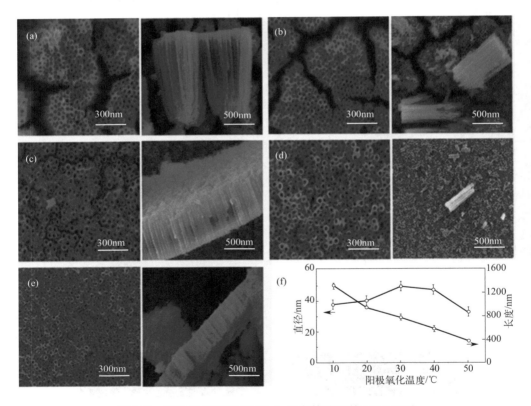

图 2-8　不同氧化温度 Ni-Ti-O 纳米管阵列的 SEM 形貌

(a) 10℃；(b) 20℃；(c) 30℃；(d) 40℃；(e) 50℃；(f) 纳米管的直径、长度与温度关系

生长，这与图 2-6（b）不同氧化温度下电流-时间曲线相一致，即在其他氧化条件相同时，氧化电流随着电解液温度升高而增加；另一方面，温度升高可以增加化学腐蚀速率从而使纳米管变短。在纯 Ti 的阳极氧化过程中，纳米管的长度随着温度的升高而线性增加，这说明第一个效应起主导作用。然而，NiTi 合金阳极氧化过程表现出完全不同的趋势，这可能是由于氧化镍的化学溶解对温度的升高更加敏感，表明第二个效应起主导作用。此结果说明，为了制备较长的纳米管阵列，需要较低的温度。

　　不同氧化温度 Ni-Ti-O 纳米管阵列表面低倍 SEM 形貌分别如图 2-9 和图 2-10 所示。从图中可以看出，低温制备的纳米管阵列呈现束状排列，分别如图 2-8（a）、（b）和图 2-9（a）、（b）所示，纳米管之间还有裂纹。这是由于随着纳米管长度的增加，其机械强度不能承受相应的毛细作用力，因此逐渐聚拢成束。当阳极氧化温度相对较高时，在试样表面可以观察到不规则的宏观腐蚀沟槽如图 2-10（d）、（e）所示，这是由于氧化击穿所致。图 2-6（b）中电流-时间曲线显示，较高温度时在稳定阶段的电流有一定波动且值较大。此结果也证实了温度较高时可能会发生氧化击穿。

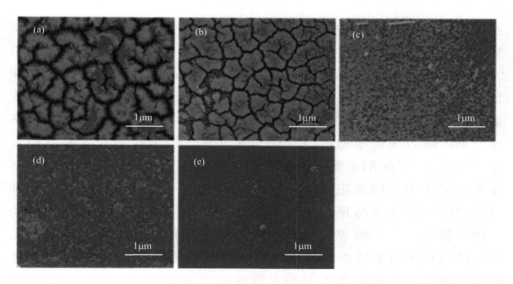

图 2-9　不同氧化温度 Ni-Ti-O 纳米管阵列表面低倍 SEM 形貌（一）

(a) 10℃；(b) 20℃；(c) 30℃；(d) 40℃；(e) 50℃

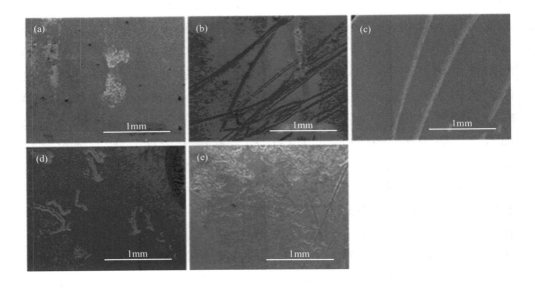

图 2-10   不同氧化温度 Ni-Ti-O 纳米管阵列表面低倍 SEM 形貌 （二）

(a) 10℃；(b) 20℃；(c) 30℃；(d) 40℃；(e) 50℃

2.3.3   氧化时间对纳米管阵列的影响

为了研究氧化时间对纳米管阵列的影响，将试样在含 0.2% （质量分数） NH_4F 和 0.5% （体积分数） H_2O 的乙二醇电解液中于 25V、30℃氧化，氧化时间分别为 5min、15min、30min、60min 和 120min，不同氧化时间 Ni-Ti-O 纳米管阵列表面和横截面 SEM 形貌如图 2-11 所示。从图中可以看出，纳米管的长度在氧化初始阶段迅速增加，随后缓慢增加；当氧化 60min 后，纳米管的长度基本稳定在 1100nm。最终纳米管的长度由氧化时间决定，即由氧化层生长速率和溶解速率共同决定。结果表明，在氧化 60min 后，纳米管底部氧化物的生长速率与顶部的溶解速率达到动态平衡。阳极氧化时间对纳米管直径的影响规律和对长度的影响规律基本相似，随着氧化时间的延长和纳米管长度的增加，氟离子在电解液/氧化层界面的运输变得困难，因此氟离子对纳米管的腐蚀速率减小，底部氧化层厚度和纳米管的直径均增加。当氧化 60min 后，电解液/氧化层界面可用的氟离子量和纳米管底部氟离子腐蚀速率达到恒定，所以纳米管的长度不再进一步增加，且与纳米管直径达到恒定最大值。另一个值得注意的现象是，在反应初始阶段，试样表面有不规则层生成〔图2-11(a)、(b)〕。正常实验条件下，在阳极氧化初始阶段，表面形成不规则层，随着氧化反应的进行，不规则层逐渐溶解。此结果表明，在氧化60min后，才能溶解Ni-Ti-O纳米管阵列表面的不规则层，暴露出下面的有序纳米管阵列结构。

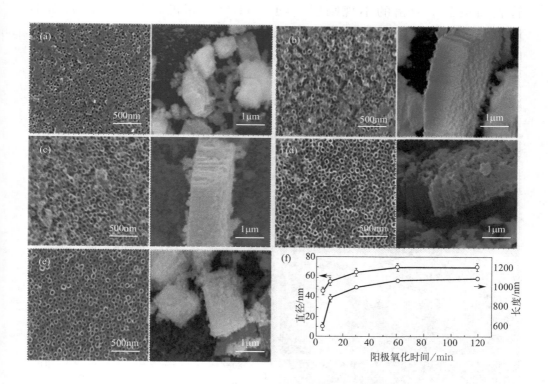

图2-11 不同氧化时间Ni-Ti-O纳米管阵列表面和横截面SEM形貌

（a）5min；（b）15min；（c）30min；（d）60min；（e）120min；（f）纳米管的直径、长度与氧化时间关系

2.3.4 电解液成分对纳米管阵列的影响

电解液成分是影响纳米管阵列的另一个重要参数，本节主要研究电解液中NH_4F和H_2O含量对Ni-Ti-O纳米管阵列的影响。为了研究不同体积分数H_2O含量对Ni-Ti-O纳米管阵列的影响，将试样在含0.2%（质量分数）NH_4F和不同体积分数H_2O的乙二醇电解

液中于 25V、30℃氧化 1h，H_2O 的体积分数分别为 0.0%、0.25%、0.5%、1.0%、1.5% 和 2.0%。不同体积分数 H_2O 的 Ni-Ti-O 纳米管阵列表面 SEM 形貌如图 2-12 所示。从此图可以看到，电解液中 H_2O 含量在 0.0%～1.0%（体积分数）内，可以形成纳米管阵列。当 H_2O 含量较高时，由于氧化层的快速溶解，形成了不规则多孔结构［图 2-12(e)、(f)］。当 H_2O 含量为 0.0%（体积分数）时，纳米管表面覆盖了致密的不规则层。随着 H_2O 含量的增加，试样表面不规则层逐渐溶解。当 H_2O 含量达到 0.5%（体积分数）时，不规则层完全溶解。当 H_2O 含量在 0.0%～1.0%（体积分数）时，纳米管直径和长度随着 H_2O 含量的增加而线性增加。因为电解液中氟离子浓度是一定的，所以纳米管底部氧化层腐蚀速率相同。在电场作用

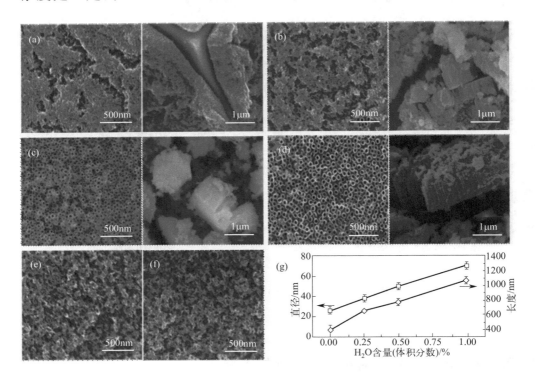

图 2-12　不同体积分数 H_2O 的 Ni-Ti-O 纳米管阵列表面 SEM 形貌

(a) 0.0%；(b) 0.25%；(c) 0.5%；(d) 1.0%；(e) 1.5%；

(f) 2.0%；(g) 纳米管的直径、长度与 H_2O 含量关系

下，电解液中去质子化的 H_2O 产生 H^+、O^{2-}，OH^- 和阴离子迁移到氧化层/金属界面处形成氧化层。随着 H_2O 含量的增加，氧化层/金属界面处可用的阴离子增多，氧化层生长速率增加，从而使纳米管底部氧化层厚度增加。纳米管底部氧化层厚度与纳米管直径的三次方呈比例，所以电解液 H_2O 含量与纳米管直径呈线性关系。基于相同的机制，在纳米管顶部氟离子化学腐蚀率恒定的情况下，当 H_2O 含量较多时，纳米管长度增加。

不同体积分数 H_2O 的 Ni-Ti-O 纳米管阵列表面低倍 SEM 形貌如图 2-13 所示。当 H_2O 含量小于 0.5%（体积分数）时，在试样表面可观察到微观坑；同样电流-时间曲线有电流波动现象，且电流有较大值 [图 2-6 (c)]。但是，其微观坑的形态与图 2-3 不同，图 2-7 表明了其形成机理。

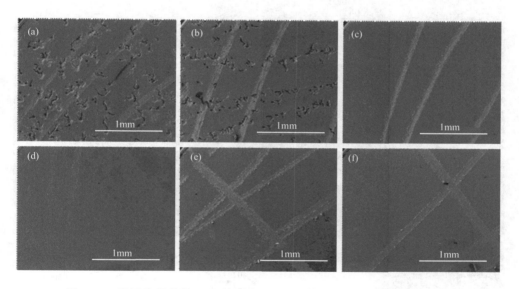

图 2-13　不同体积分数 H_2O 的 Ni-Ti-O 纳米管阵列表面低倍 SEM 形貌

(a) 0.0%；(b) 0.25%；(c) 0.5%；(d) 1.0%；(e) 1.5%；(f) 2.0%

电解液中氟离子的存在对纳米管阵列的形成是必不可少的，氟离子的主要作用是以合适的速率刻蚀纳米管底部，使底部氧化层厚度为恒定值。为了研究不同质量分数 NH_4F 对 Ni-Ti-O 纳米管阵列的影响，将试样在含 1.0%（体积分数） H_2O 和不同质量分数

NH$_4$F 的乙二醇电解液中于 30℃、25V 氧化 1h，NH$_4$F 的质量分数分别为 0.025%、0.05%、0.1%、0.2%、0.4%、0.8% 和 1.0%。不同质量分数 NH$_4$F 的 Ni-Ti-O 纳米管阵列表面和横截面 SEM 形貌如图 2-14 所示。从图中可以看出，当 NH$_4$F 浓度从 0.025%（质量分数）增加到 1.0%（质量分数）时，纳米管直径从 33nm 增加至最大 70nm（0.2% NH$_4$F），随后逐渐减少到 39nm（0.8% NH$_4$F）。纳米管长度的变化规律与直径的变化规律基本一致。过量的氟离子导致氧化层快速溶解，从而阻止产生规则的纳米管结构，如图 2-14（g）所示。Ni-Ti-O 纳米管阵列长度和直径的变化规律与 TiO$_2$ 纳米管一致。原因可能是低浓度的氟离子对纳米管的刻蚀速率减小，延

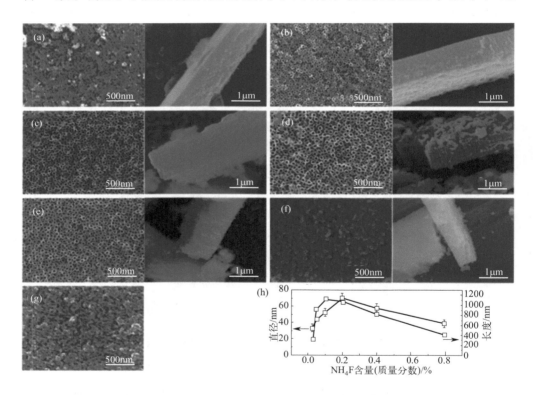

图 2-14　不同质量分数 NH$_4$F 的 Ni-Ti-O 纳米管阵列表面和横截面 SEM 形貌

(a) 0.025%；(b) 0.05%；(c) 0.1%；(d) 0.2%；(e) 0.4%；
(f) 0.8%；(g) 1.0%；(h) 纳米管的直径、长度与 NH$_4$F 含量关系

长 H^+ 离子（质子化 H_2O 产生）对纳米管底部的腐蚀。高浓度的氟离子加快阳极氧化反应过程，减少 H^+ 离子的腐蚀作用，增加纳米管的直径。然而，过量的氟离子加速纳米管底部氧化层的化学腐蚀、纳米管顶部的化学分解，从而导致纳米管直径变小，长度变短。不同质量分数 NH_4F 的 Ni-Ti-O 纳米管阵列表面低倍 SEM 形貌如图 2-15 所示，当 NH_4F 含量较少时，试样表面有腐蚀微观坑。

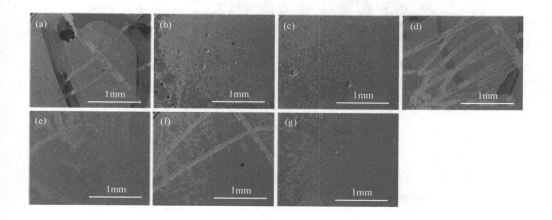

图 2-15　不同质量分数 NH_4F 的 Ni-Ti-O 纳米管阵列表面低倍 SEM 形貌

(a) 0.025％；(b) 0.05％；(c) 0.1％；(d) 0.2％；(e) 0.4％；(f) 0.8％；(g) 1.0％

通过调控本节讨论的各种阳极氧化参数，可以精确制备出不同直径和长度的 Ni-Ti-O 纳米管阵列。现选取典型试样进行更详细表征，将试样在含 0.2％（质量分数）NH_4F 和 0.5％（体积分数）H_2O 的乙二醇电解液中于 30℃、25V 氧化 1h，此 Ni-Ti-O 纳米管阵列的微观形貌结构如图 2-16 所示。低倍透射电镜图［图 2-16（a）］表征纳米管直径和长度的结果与场发射扫描电子显微镜（FESEM）表征的结果一致。高倍透射电镜（HR-TEM）图和选区电子衍射（SAED）图如图 2-16(b) 所示。结果表明，所制备的纳米管阵列是无定形结构。图 2-16(c) 为 Ni、Ti 和 O 元素的能谱分析（EDS）面扫描结果，扫描方向沿着纳米管的纵向，顶部、底部方向与图 2-16 (a) 对应。从图中可以看出，纳米管顶部 Ni/Ti 原子比率比纳米管底部小，表明在阳极氧化过程中，相比于氧化钛，氧化镍更易于溶解；同时，也验证了在 NiTi 合金表面制备 Ni-Ti-O 纳米管阵列确实比较困难，结构更难以精准调控，氧化条件更为苛刻。

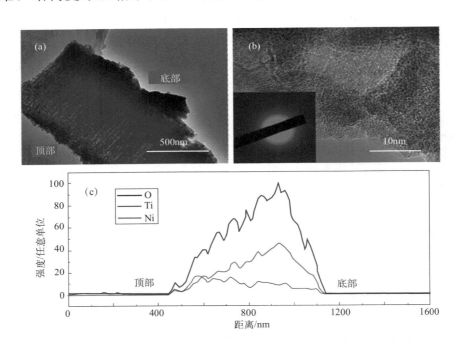

图 2-16　Ni-Ti-O 纳米管阵列的微观形貌结构

（a）纳米管的透射电镜图；（b）纳米管高倍透射图和选区电子衍射图；（c）Ni、Ti 和 O 元素的 EDS 图

2.4
本章小结

尽管近等原子比 NiTi 合金含有大量的非阀金属镍（Ni）元素，但是在含有氟离子的电解液中对其进行阳极氧化处理可制备含镍钛氧（Ni-Ti-O）的纳米管阵列。本章系统研究了各种阳极氧化参数对 Ni-Ti-O 纳米管阵列形成能力及其结构的影响规律，并通过调控各种阳极氧化参数可以制备出不同直径和长度的 Ni-Ti-O 的纳米管阵列。结果表明，在乙二醇基电解液中，纳米管阵列可在较宽的氧化电压

（5～90V）、电解液温度（10～50℃）和电解液［NH_4F 含量为 0.025％～0.8％（质量分数）］范围内形成，但形成纳米管的电解液中 H_2O 含量的范围却很窄［0.0％～1.0％（体积分数）］。通过调控这些参数，可以制备出不同直径（15～70nm）和长度（45～1320nm）的 Ni-Ti-O 纳米管阵列；同时，本实验结果也可以为其他二元及多元钛合金的阳极氧化提供参考，特别是含有大量非阀金属镍（Ni）元素的钛合金。

第三章
NiTi 合金表面 Ni-Ti-O 纳米孔涂层

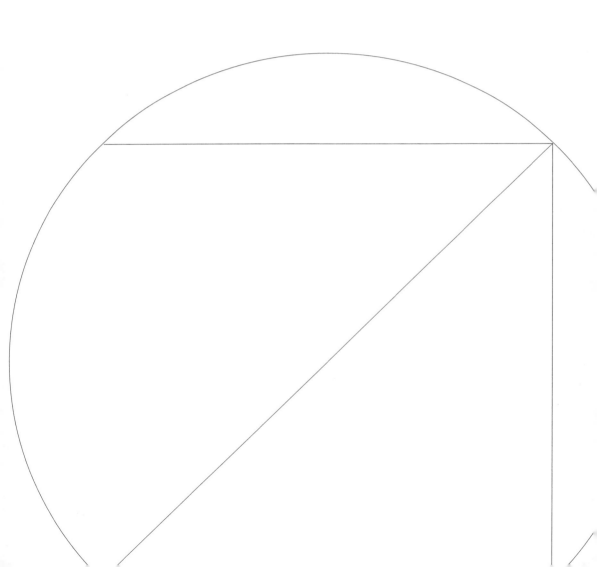

阳极氧化是一种简单、经济的纳米阵列制备方法，且其尺寸（长度、直径等）可以通过电化学参量精确调控。在前一章的介绍中，刻蚀离子都是氟离子，氧化条件相对比较苛刻（需要较高的氧化电压，H_2O 含量较少等）且纳米管的长度局限在 800nm。但在较多应用的情况下，因需要较大的比表面积，所以需要开发新的电解液体系以在 NiTi 合金表面制备比表面积较大的有序纳米结构。此外，Ni 及其氧化物有许多应用，如电化学储能、光催化、生物传感器、电阻开关和电致变色等，如何制备 Ni 含量较高的纳米结构很有研究价值。本章所述内容是在 $Cl^-/Br^-/CO_3^{2-}$ 离子的电解液体系中，借助阳极氧化方法在 NiTi 合金表面构建有序的纳米孔层结构，以纳米孔的构建与电化学参量间的关联性为切入点，明确并调控其中的关键参量（$Cl^-/Br^-/CO_3^{2-}$ 的浓度，H_2O 的含量、电压、温度等），构建不同尺寸、组成和微结构的纳米孔涂层。通过将 NiTi 合金在含 $I^-/IO_3^-/SiO_3^{2-}$ 和 CH_3COO^- 离子电解液中的氧化行为与形成纳米孔的氧化行为进行对比，结合 NiTi 合金阳极氧化过程中的电流-时间曲线，借助纳米孔的微结构和组成等分析结果，探讨 NiTi 合金阳极氧化生成纳米孔的机制，为其他合金制备纳米孔提供理论借鉴。

3.1
在 Cl 离子体系中纳米孔涂层的制备与表征

在本节中，选用 HCl 和 NaCl 两种电解液体系进行阳极氧化，分别研究在两种电解液中生成有序纳米孔层所需的电解液成分浓度、H_2O 含量、电压、时间。此外，还以 NaCl 电解液体系为研究对象，研究了电解液 pH 值对 NiTi 合金生成有序纳米孔的影响。

3.1.1 在 HCl 体系中纳米孔的制备与表征

在乙二醇电解液中加入不同浓度的 HCl，研究 HCl 浓度对 NiTi 合金氧化行为的影响。将试样在含有 5.0%（体积分数）H_2O 和不同浓度 HCl 的乙二醇电解液中以 10V 氧化 20min，图 3-1(a) 是不同浓度 HCl 氧化后试样的表面、亚表面和横截面 SEM 形貌。无 HCl

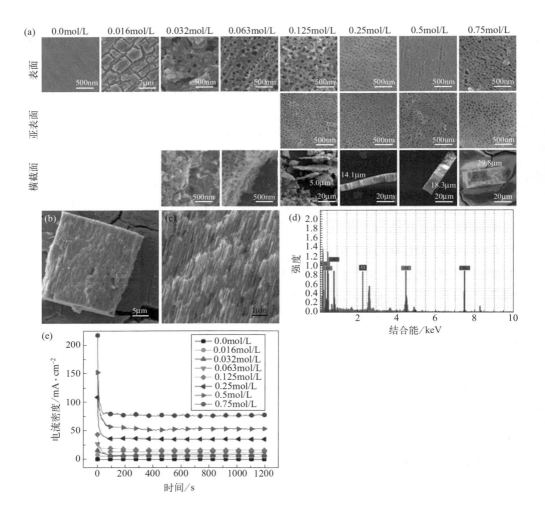

图 3-1 （a）不同浓度 HCl 氧化后试样的表面、亚表面和横截面 SEM 形貌；
（b）0.25mol/L HCl 电解液中试样的横截面；（c）横截面的局部放大；
（d）0.5mol/L HCl 电解液中纳米孔的 EDS 能谱；（e）不同氧化试样的电流密度-时间曲线

氧化时，试样表面形貌类似于机械抛光的形貌，基本平滑。当有少量 HCl（0.016mol/L）时，试样表面出现较大裂纹形貌，在 HCl 浓度增加到 0.032mol/L 时，有不规则多孔结构生成。当浓度增加到 0.063mol/L 时，不规则多孔结构有一定的厚度，继续增加 HCl 浓度后，试样表面全部覆盖不规则多孔层。将表面不规则层去掉后，暴露出均匀规则的纳米孔结构。纳米孔直径为 70nm，与 HCl 的浓度无关。然而，纳米孔长度随着 HCl 浓度从 0.125mol/L 增加到 0.75mol/L 时，长度从 5.0μm 增加到 29.8μm。图 3-1（b）是试样在含 0.25mol/L HCl 电解液中制备的纳米孔横截面，表明纳米孔横跨整个氧化膜。图 3-1（b）的局部放大 [图 3-1（c）] 则清楚显示纳米孔相对较直，表明纳米孔是垂直于试样表面生长。图 3-1（d）是 0.5mol/L HCl 电解液中纳米孔的 EDS 能谱，结果表明此纳米孔主要存在 Ni、Ti、O 和 Cl 四种元素。由于 Cl 元素来源于电解液中，纳米孔主要由 Ni、Ti、O 元素组成，并将此纳米孔命名为 Ni-Ti-O 纳米孔（NPs）。图 3-1（e）是不同浓度 HCl 电解液中，氧化试样的电流密度-时间曲线，从图中可以看出，当 HCl 浓度为零时，电流密度也为零；当 HCl 存在时，电流密度开始迅速降低，随后慢慢降低，最后达到稳定值。稳态电流密度值随 HCl 浓度的增加而增加。

电解液中 H_2O 含量是影响 NiTi 合金氧化行为的另一个重要参量。将试样在含有 0.5mol/L HCl 和不同体积分数 H_2O 的乙二醇电解液中以 10V 氧化 20min。不同体积分数 H_2O 电解液中氧化试样的表面和横截面 SEM 形貌如图 3-2（a）所示，3%（体积分数）H_2O 会导致产生不规则表面形貌。当 H_2O 含量在 5%～11%（体积分数）范围内时，试样表面出现不规则的纳米孔，且随着 H_2O 含量的增加，纳米孔长度从 18.3μm 增加到 41μm。进一步增加 H_2O 含量 [19%（体积分数）] 时，纳米孔结构的有序性降低，横截面呈现出无序性。不同氧化试样的电流密度-时间曲线如图 3-2（b）所示。电流密度很大程度依赖于电解液中 H_2O 含量，增加 H_2O 含量提高了初始和稳态电流密度值。然而，当 H_2O 含量为 3%（体积分数）时，相应的稳态电流密度值大于 H_2O 含量（体积分数）分别为 5% 和 7% 的稳定电流密度值。19%（体积分数）H_2O 含量的稳态电流密度值有一定的波动。

影响阳极氧化行为的另一个重要参量是氧化电压。将试样在含有 0.5mol/L HCl 和 5.0%（体积分数）H_2O 的乙二醇电解液中氧化，氧化电压分别为 2.5V、5.0V、10.0V、20.0V。不同氧化电压试样表面 SEM 形貌如图 3-3（a）所示，每个试样的氧化电压在此图的左上角。在 2.5V 氧化时，试样的表面形貌类似于机械抛光的结果，只能观察到随机分布的白色凸起点。相比于 10V 氧化时，5V 氧

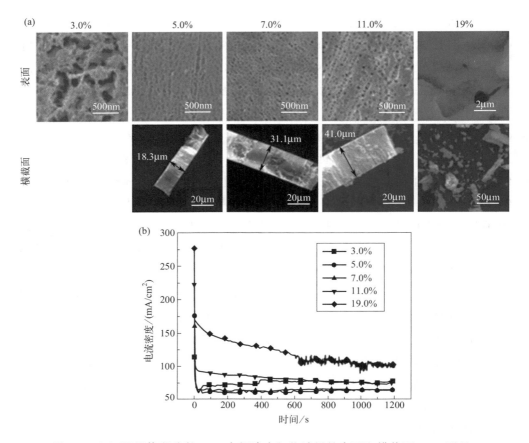

图 3-2　（a）不同体积分数 H_2O 电解液中氧化试样的表面和横截面 SEM 形貌；

（b）不同氧化试样的电流密度-时间曲线

化的试样表面出现不规则大孔结构（直径 $100 \sim 300nm$）。虽然较大的氧化电压（20V）仍可以产生有序的纳米孔结构，但其长度有限。不同氧化试样的电流密度-时间曲线如图 3-3（b）所示，表明增加氧化电压可以提高稳定态的电流密度值。

最后还研究了氧化时间对纳米孔长度的影响。将试样在含有 $0.5mol/L$ HCl 和 5.0%（体积分数）H_2O 的乙二醇电解液中氧化 10V，不同氧化时间试样的横截面 SEM 形貌如图 3-4（a）所示。每个试样的氧化时间在此图的左上角，纳米孔长度与时间的关系见图 3-4（b），从图中可以看到，纳米孔长度随着氧化时间的增加而增加，且呈线性关系。当氧化时间从 5min 增加到 320min 时，纳米孔长度从 $4.0\mu m$ 增加到 $160\mu m$。进一步增加氧化时间时，由于相对较高的内

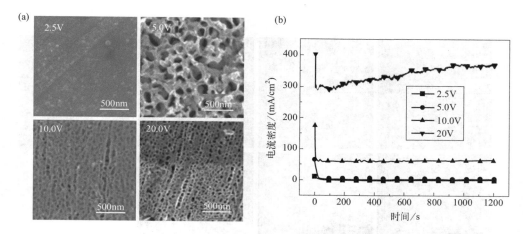

图 3-3 （a）不同氧化电压试样表面 SEM 形貌；（b）不同氧化试样的电流密度-时间曲线

应力，导致纳米孔层自动从试样基体表面剥落。

在近等原子比 NiTi 合金表面构建的 Ni-Ti-O 纳米管阵列有很多应用，然而在氟离子电解液中构建的纳米管长度有限，从而局限了其应用潜力。在含 Cl 离子电解液中构建的纳米孔结构中，通过优化实验条件，纳米孔长度可以达到 $160\mu m$。由于较大的比表面积，可能有利于药物传输、电催化作用、光催化作用和生物传感等。

阳极氧化形成纳米孔结构主要归因于氧化膜生长和刻蚀离子刻蚀氧化层溶解达到的动态平衡。在 HCl 电解液体系中，当电场作用时，NiTi 合金水解开始形成 TiO_2 和 NiO 致密氧化层，反应如下：

$$Ti + 2H_2O \longrightarrow TiO_2 + 4H^+ + 4e^- \tag{3-1}$$

$$Ni + H_2O \longrightarrow NiO + 2H^+ + 2e^- \tag{3-2}$$

氧化层形成后，由于较差的导电性，电流密度降低。当致密氧化层形成后，在 Cl 离子刻蚀下，TiO_2 和 NiO 开始溶解，反应式如下：

$$TiO_2 + 4H^+ + 6Cl^- \longrightarrow TiCl_6^{2-} + 2H_2O \tag{3-3}$$

$$NiO + 2H^+ + 4Cl^- \longrightarrow NiCl_4^{2-} + H_2O \tag{3-4}$$

最后，氧化层的形成与溶解达到动态平衡，电流密度达到稳态时也证实了这一点。

电解液中 Cl 离子浓度、H_2O 含量、氧化电压影响纳米孔的形成特征和反应的动态平衡。结果表明，Cl 离子对纳米孔的生长行为有重要影响，较高浓度 Cl 离子使纳米孔的长度增加，这可能是由于较

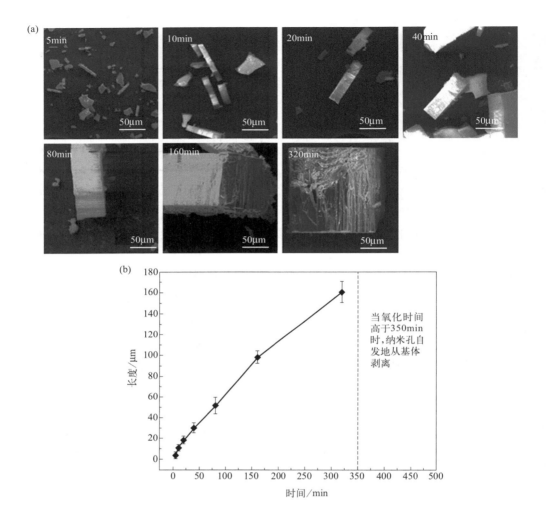

图 3-4 （a）不同氧化时间试样的横截面 SEM 形貌；（b）纳米孔长度与时间的关系

快刻蚀纳米孔底部新生成氧化物所致。H_2O 含量对纳米孔的形成也非常重要，因为 H_2O 为 Ti 和 Ni 的电氧化反应提供 O 原子。为了平衡 Cl 离子刻蚀氧化物的溶解，氧化物需要较快的生长，虽然 HCl 中有少量 H_2O，但量太少。当 H_2O 含量在 5%～11%（体积分数）时，能够形成有序纳米孔，且纳米孔长度随着 H_2O 含量的增加而增加。一个原因是较高的 H_2O 含量，确保 Ti 和 Ni 较快氧化。另一个原因是较高的 H_2O 含量，电解液有较低的黏性，有利于 Cl 离子的运输刻蚀，反应全面加快。然而，过高的 H_2O 含量，扰乱反应平衡，导致形成不规则结构。相比于氟离子电解液体系，NiTi 合金在含 Cl 离子电解液中氧化，电压窗口较窄，只有 10V 氧化时才可以产生有序的纳米孔结构。较小的电压，不足以驱动氧化和 Cl 离子的迁移。较大的电压使新形成的氧化层过量刻蚀，纳米孔的长度有限。众所周知，较长纳米孔有较大的比表面积，有利于提高其应用性能。氧化 320min 后，Ni-Ti-O 纳米孔的长度达到 $160\mu m$，是以前制备最长 Ni-Ti-O 纳米管长度的 120 倍。所以，在 HCl 体系中制备的 Ni-Ti-O 纳米孔结构，很可能改善纳米管具有的潜在性能。

3.1.2　在 NaCl 体系中纳米孔涂层的制备与表征

试样在不同浓度 NaCl 和 5%（体积分数） H_2O 的乙二醇电解液中以 10V 氧化 10min，NaCl 的浓度分别为 0mol/L、0.0375mol/L、0.075mol/L、0.15mol/L 和 0.3mol/L。不同浓度 NaCl 氧化试样表面和横截面如图 3-5 所示。图 3-5(d)、(e) 中插图是纳米孔层的截面图，双箭头给出的是纳米孔的长度。由图 3-5 可知，没有 NaCl 氧化时，试样表面形貌与机械抛光的 NiTi 合金表面一样。当 NaCl 浓度较小时（0.0375mol/L），试样表面有较少的纳米凸起点。当浓度增加到 0.75mol/L 时，纳米凸起点的密度增加。当 NaCl 浓度在 $0.15\sim$ 0.3mol/L 时，试样表面有纳米孔生成，且纳米孔长度从 $1.2\mu m$ 增加到 $1.9\mu m$ ［图 3-5(d)、(e) 插图］。氧化过程中电流密度-时间曲线如图 3-5(f) 所示。当 NaCl 浓度为零时，电流密度值为零，较大的 NaCl 浓度可导致较高的初始和稳态电流密度值。随着 NaCl 浓度的增加，达到稳态电流密度值所用的时间变短。

试样在含 0.3mol/L NaCl 和 5.0%（体积分数） H_2O 的乙二醇电解液中以 10V 氧化 10min，通过划痕法使纳米孔层部分剥落，其表面和横截面如图 3-6 所示。从图 3-6(a) 可以看出，在划痕的邻近区域有三个不同的区域，即"顶部""中部"和"底部"。对应图 3-6(a) 中的顶部放大图 3-6(b) 则显示表面是不规则纳米孔结构。在表面不规则纳米孔层剥落后，从中部区域图 3-6(c) 可以清晰看见规则的纳米孔层。纳米孔直径主要集中在 $60\sim75nm$，如图 3-6(c) 中插图

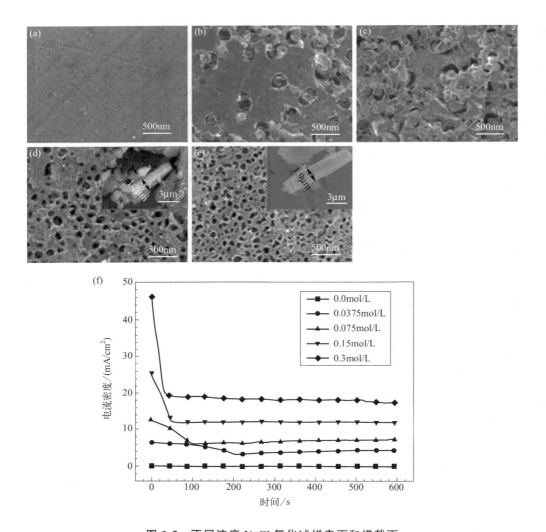

图 3-5　不同浓度 NaCl 氧化试样表面和横截面

（a）～（e）0mol/L；0.0375mol/L；0.075mol/L；0.15mol/L；0.3mol/L；

（d）、（e）中插图是纳米孔层的截面图；（f）氧化过程中电流密度-时间曲线

所示。在规则的纳米孔层完全去掉后，底部区域显示出现纳米坑［图 3-6（d）］。图 3-6（e）则是纳米孔的横截面，表明纳米孔完全穿透氧化层。纳米孔横截面的顶部、底部高倍放大［图 3-6（e）、（f）］表明，所形成的纳米孔孔壁是连通的。

为了研究 H_2O 含量对 NaCl 体系中纳米孔氧化行为的影响，将试样在含有 0.3mol/L NaCl 和不同 H_2O 含量的乙二醇电解液中以

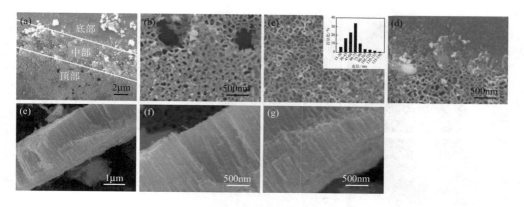

图 3-6 试样表面和横截面

（a）表面低倍图；（b）～（d）分别对应（a）图中的中"顶部""中部"和"底部"三个区域的
高倍放大图；（c）中的插图为纳米孔直径分布的直方图；（e）纳米孔的横截面；
（f）、（g）分别对应（e）图中横截面的顶部和底部的 SEM 高倍放大图

10V 氧化 10min，H_2O 的体积分数分别是 5％、10％、20％、40％和
100％，氧化后表面和横截面如图 3-7 所示。图 3-7（a）和图 3-7（b）
中的插图是纳米孔的横截面，纳米孔厚度用双箭头表示。当 H_2O 含量
在 5％～10％（体积分数）时，可以生成规则的纳米孔层［图 3-7（a）、
（b）］。图 3-7（a）、（b）中插图显示，当 H_2O 含量从 5％（体积分数）
增加到 10％（体积分数）时，纳米孔的长度从 1.9μm 增加到
3.5μm。进一步增加 H_2O 含量，表面产生无序结构［图 3-7（c）～
图 3-7（e）及其插图］。阳极氧化过程中相应的电流密度-时间曲线如
图 3-7（f）所示，稳定态电流密度值随着 H_2O 含量的增加而增大。当
H_2O 为 100％（体积分数）时，有较高的稳定态电流密度值，且伴
有较大的波动。

为了研究氧化电压对 NaCl 体系中纳米孔氧化行为的影响，将试
样在含有 0.3mol/L NaCl 和 5％（体积分数）H_2O 的乙二醇电解液
中，分别氧化 1V、5V、10V、20V 和 40V，不同电压氧化后试样的
表面如图 3-8 所示。在 1V 氧化时，试样表面形貌与机械抛光的 NiTi
合金表面一样如图 3-8（a）所示。在 5V 氧化时，表面可见类条状凸
起物［图 3-8（b）］。当氧化电压从 10V 增加到 20V 时，试样表面生
成纳米孔结构。图 3-8（c）、（d）中插图显示的是纳米孔横截面，厚

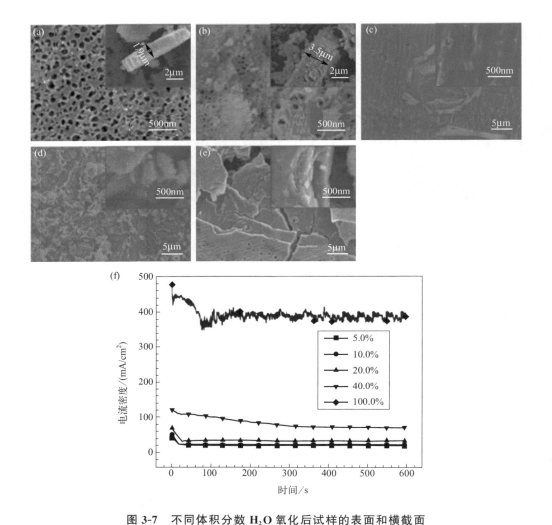

图 3-7 不同体积分数 H₂O 氧化后试样的表面和横截面

(a)～(e) 5%、10%、20%、40%、100% H₂O 氧化后的表面图；

(a) 和 (b) 中的插图是纳米孔的横截面图；(c)～(e) 中的插图是

表面的相应 SEM 高倍放大图；(f) 阳极氧化过程中相应的电流密度-时间曲线

度用双箭头表示，可看出纳米孔层的厚度从 1.9μm 增加到 7.2μm。更高的电压（40V）氧化时导致形成不规则多孔结构［图 3-8(e)］。图 3-8(f) 电流密度-时间曲线结果显示，电流密度因电压变化而变化。通常来讲，较高的电压导致较大的电流密度。当电压为 1V 时，电流密度为零。当氧化电压在 5～20V 范围内时，电流密度开始处于相对较高值，随后达到稳态值，达到稳态值所用的时间随氧化电压的增加而缩短。当氧化电压为 40V 时，随着氧化时间的延长而渐渐增加，电流密度达不到稳态值。

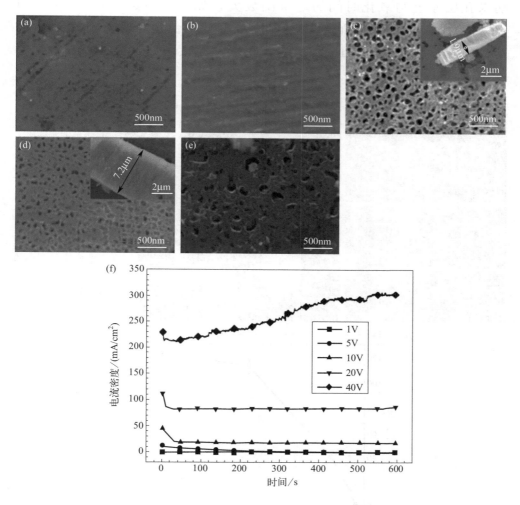

图 3-8　不同电压氧化后试样的表面

（a）～（e）1V、5V、10V、20V 和 40V 后的表面图；

（c）和（d）中插图显示的是纳米孔横截面；（f）电流密度-时间曲线

为了研究氧化时间对 NaCl 体系中纳米孔氧化行为的影响，将试样在含有 0.3mol/L NaCl 和 5.0％（体积分数）H_2O 的乙二醇电解液中以 10V 氧化，对应的氧化时间分别是 2.5min、10min、40min、

160min、640min 和 1440min，不同氧化时间纳米孔层的横截面如图 3-9 所示。图 3-9（a）～（f）为不同氧化时间纳米孔层的横截面 SEM 形貌。可以观察到，随着氧化时间的延长，纳米孔层厚度不断增加。纳米孔层厚度与氧化时间的定量函数关系如图 3-9（g）所示，由图可知，氧化 200min 前，纳米孔层生长速率基本恒定，然后随着时间的延长而降低。在氧化 24h 后，纳米孔层的厚度可以达到 129μm。

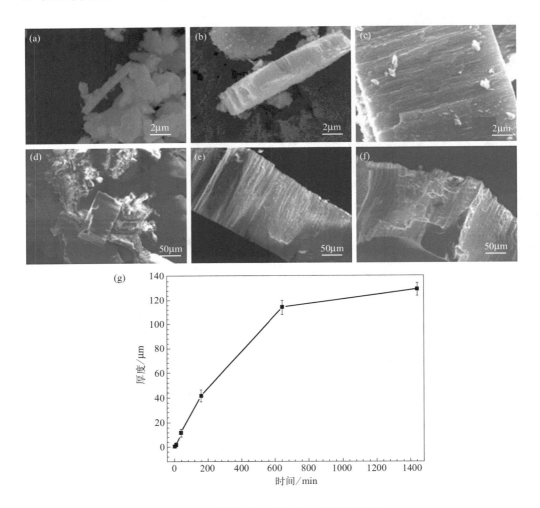

图 3-9　不同氧化时间纳米孔层的横截面

（a）～（f）2.5min、10min、40min、160min、640min 和 1440min；

（g）纳米孔层厚度与阳极氧化时间的定量函数关系

医用 NiTi 合金
阳极氧化与表面处理

选取典型试样进行更详细表征，将试样在含有 0.3mol/L NaCl 和 5.0%（体积分数）H_2O 的乙二醇电解液中以 10V 氧化 10min，纳米孔层微观结构的透射电镜图如图 3-10 所示。低倍 TEM 图 3-10（a）显示了纳米孔结构，高倍 TEM 图 3-10（b）显示此纳米孔中原子是无序结构。这表明纳米孔层是无定形结构，选区电子衍射（SAED）图 3-10（c）也证实了这一点。纳米孔的 EDS 能谱［图 3-10（d）］则表明纳米孔层中存在 Ti、Ni、O、Cl 和 C 五种元素，元素含量（原子百分数，at.%）分别是 10.89、1.99、60.72、1.97 和 25.4。Cl 原子来源于电解液中刻蚀离子，C 原子主要来源于乙二醇电解液。以上结果表明，纳米孔层主要由 Ni、Ti、O 元素组成，与 HCl 体系中制备的结果一样，所以将此纳米孔命名为 Ni-Ti-O 纳米孔层。

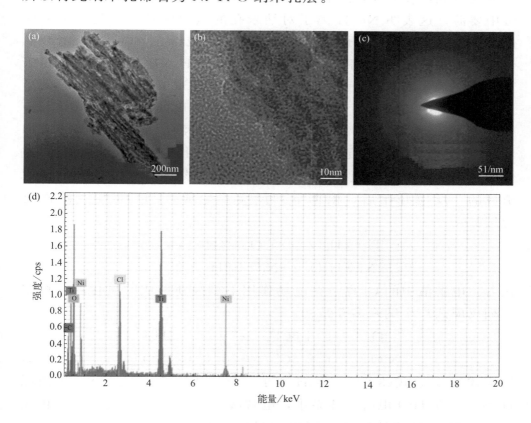

图 3-10 纳米孔层微观结构的透射电镜图

（a）低倍 TEM 图；（b）高倍 TEM 图；（c）选区电子衍射图；（d）纳米孔的 EDS 能谱

前一节结果显示，在 H_2O 和 HCl 的乙二醇电解液体系中可以生成有序的 Ni-Ti-O 纳米孔结构。本节研究结果表明在 H_2O 和 NaCl 的乙二醇电解液体系中也可以生成 Ni-Ti-O 纳米孔结构，这表明 Cl 离子在氧化生长 Ni-Ti-O 纳米孔中有很重要的作用。在相同的实验条件下，相同浓度的 NaCl、HCl 对 NiTi 合金氧化行为的影响结果如图 3-11 所示。试样在 0.3mol/L NaCl 和 5%（体积分数） H_2O 的乙二醇电解液中以 10V 氧化 10min，相应的表面、低倍横截面、高倍横截面 SEM 图如图 3-11(a)～(c) 所示；试样在 0.3mol/L HCl 和 5%（体积分数） H_2O 的乙二醇电解液中以 10V 氧化 10min 后相应的表面、低倍横截面、高倍横截面 SEM 图如图 3-11(d)～(f) 所示。很清晰地看到，在 NaCl 电解液中构建的纳米孔层的厚度比在 HCl 电解液中要薄，这表明 Na/H 离子对纳米孔的氧化生长可能起一定的作用。一般来讲，Na 离子并不参加电化学反应，在 NiTi 合金阳极氧化过程中有较小的作用。有研究表明，在 HF 水溶液中成功构建了 TiO_2 纳米管，且 H 离子是缩短纳米管长度的重要原因。所以，为了延长纳米管的长度和消除 H 离子对纳米管长度的副作用，用 NH_4F 代替了 HF。然而，本研究表明乙二醇电解液中的 H 离子可增加 Ni-Ti-O 纳米孔层的长度。可能发生的机制如下：众所周知，纳米孔/管的成功制备是由于氧化膜生长和刻蚀离子刻蚀达到的动态平衡所造成的。反应开始后，根据下列反应式生成 TiO_2 和 NiO 致密氧化层：

$$Ti + 2H_2O \longrightarrow TiO_2 + 4H^+ + 4e^- \tag{3-5}$$

$$Ni + H_2O \longrightarrow NiO + 2H^+ + 2e^- \tag{3-6}$$

接着，电解液中的 Cl 离子在电场作用下刻蚀新形成的氧化层，根据下列反应式产生纳米多孔结构：

$$TiO_2 + 4H^+ + 6Cl^- \longrightarrow TiCl_6^{2-} + 2H_2O \tag{3-7}$$

$$NiO + 2H^+ + 4Cl^- \longrightarrow NiCl_4^{2-} + H_2O \tag{3-8}$$

反应式(3-5)、式(3-6) 产生 H 离子，反应式(3-7)、式(3-8) 则消耗 H 离子。在 HCl 电解液体系中，电解液中预先存在 H 离子，在相比于缺少 H 离子的情况下，可以通过减慢反应式(3-5)、式(3-6) 过程，阻碍氧化物的形成。通过加速反应即式(3-7)、式(3-8) 的形成，利于氧化物的溶解，这将有利于底部氧化物层变薄；反过来，则有利于刻蚀离子向基质/电解液界面的物质传输，因此有利于电化学反应过程，使纳米孔层变厚，即在相同浓度的 NaCl、HCl 电解液体系中，后者可制备出更厚的纳米孔层。

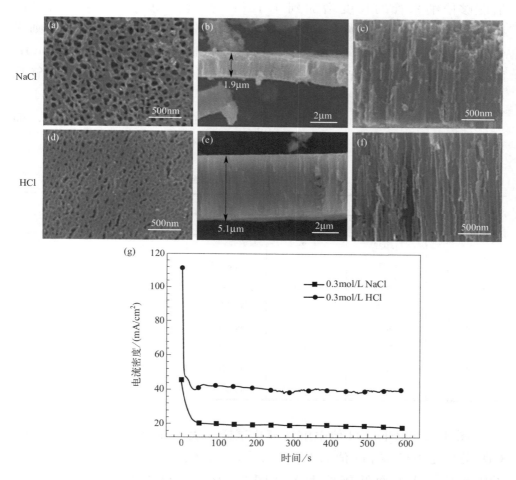

图 3-11　相同浓度的 NaCl、HCl 对 NiTi 合金氧化行为的影响结果

（a）～（c）NaCl 中氧化后试样的表面、低倍横截面、高倍横截面 SEM 图；
（d）～（f）HCl 中氧化后试样的表面、低倍横截面、高倍横截面 SEM 图；（g）电流密度-时间曲线

3.1.3　电解液的 pH 值对 Ni-Ti-O 纳米孔涂层的影响

前面的结果表明，通过调控氧化参数，如 H_2O 含量、HCl 含量以及氧化电压和时间，可以制备出 $160\mu m$ 长的纳米孔涂层。除了这

些参数外，电解液的 pH 值对阳极氧化过程也起到关键作用。比如 Schmuki 及其合作者发现纯 Ti 在 HF 电解液中阳极氧化制备的 TiO_2 纳米管具有有限的管长（几十纳米），然而 Cai 等证明增加电解质 pH 值能够使纳米管的长度增加到 $4.4\mu m$。因此，电解液的 pH 值对阳极氧化生长 Ni-Ti-O 纳米孔的影响很有必要进行研究。本节工作则在保证 Cl 离子浓度一定的情况下，通过在电解液中加入 HCl 或 NaOH 来调节电解液的 pH 值，以研究电解液 pH 值对 NiTi 合金阳极氧化生长 Ni-Ti-O 纳米孔涂层的影响规律。

阳极氧化电解液的组成见表 3-1。表中的 pH^* 值不是测试值，而是根据加入的 HCl 和 NaOH 浓度计算出的值。

表 3-1　阳极氧化电解液的组成

电解液组成					pH^* 值
乙二醇/mL	H_2O/mL	HCl/mL	NaCl/g	NaOH/g	
95	4.027	1.29	—	—	0.82
95	4.935	8.6×10^{-2}	0.8182	—	2
95	5.0	8.6×10^{-2}	0.8760	—	5
95	5.0	—	0.8766	—	7
95	5.0	—	0.8766	4.0×10^{-5}	9
95	5.0	—	0.8766	0.1333	12.5
95	5.0	—	0.8766	0.4	13
95	5.0	—	0.8766	1.2	13.5

图 3-12 为不同 pH 值电解液氧化试样的表面和亚表面。图 3-12(a)～(h) 分别是电解液 pH 值为 0.82、2、5、7、9、12.5、13 和 13.5 时生长的纳米孔，从表面低倍放大图 [图 3-12(a)] 可以看出，除了在 pH 值为 13.5 的电解液中氧化的试样，其他氧化试样的表面比较平滑和均匀。表面高倍放大图 [图 3-12(b)] 则显示所有试样表面全部覆盖了不规则的纳米孔层。将此层剥离后，有序纳米孔层则暴露出来 [图 3-12(c)]，不论 pH 值是多少，纳米孔直径都在 45～65nm 范围内。

图 3-13 中(a)～(h) 是试样分别在 pH 值为 0.82、2、5、7、9、12.5、13 和 13.5 的电解液中氧化后的横截面。当电解液 pH 为 0.82

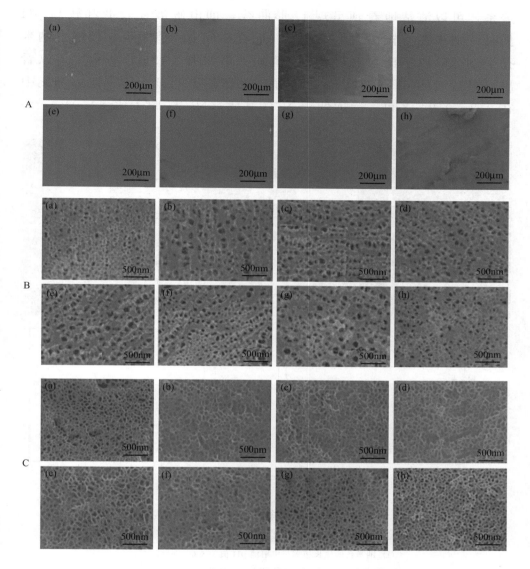

图 3-12　不同 pH 值电解液氧化试样的表面和亚表面

（a）表面低倍放大图；（b）表面高倍放大图；（c）亚表面高倍放大图；

（a）～（h）分别是电解液 pH 值为 0.82、2、5、7、9、12.5、13 和 13.5 时生长的纳米孔

时，纳米孔长度可达 $8.3\mu m$。进一步提高电解液 pH 值缩短了纳米孔的长度。然而，当 pH 值超过 7 时，纳米孔长度又随着电解液 pH 值的增加而逐渐增加。当 pH 值为 13.5 时，纳米孔有最长的长度（$9.4\mu m$）。图 3-13(i) 显示的是纳米孔的生长速率与电解液 pH 值的

关系，可以清楚地看到呈现 U 形曲线，即电解液在较低和较高 pH 值时，纳米孔有较快的生长速率，而在中间 pH 值时生长较慢。纳米孔中 Ni/Ti 原子比与电解液 pH 值的关系如图 3-13(j) 所示。可以看出，电解液的 pH 值对 Ni/Ti 原子比的影响不明显，所有比值都集中在 0.2~0.24 之间，远远低于 NiTi 基质（Ni/Ti 原子比≈1.0）。

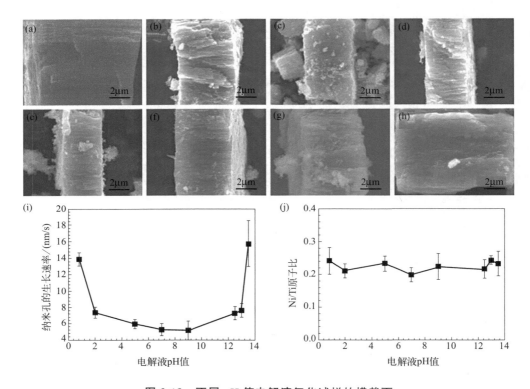

图 3-13　不同 pH 值电解液氧化试样的横截面

(a)~(h) 分别是电解液 pH 值为 0.82、2、5、7、9、12.5、13 和 13.5 生长的纳米孔；

(i) 纳米孔的生长速率与电解液 pH 值的关系，$n=3\sim6$；

(j) 纳米孔中 Ni/Ti 原子比与电解液 pH 值的关系，$n=3\sim6$

Ni-Ti-O 纳米孔的 EDS 面扫描能谱见图 3-14。图 3-14(a)~(h) 分别是电解液 pH 值为 0.82、2、5、7、9、12.5、13 和 13.5 生长的纳米孔，每张图片中的表格显示了纳米孔的主要元素组成，由此图可知所有试样都可以检测到 Ni、Ti、O、C、Cl 五种元素。Ni、Ti、O 是主要组成元素，而 C 元素来自无处不在的污染，存在少量的 Cl 元素归因于使用 Cl 离子作为刻蚀离子。

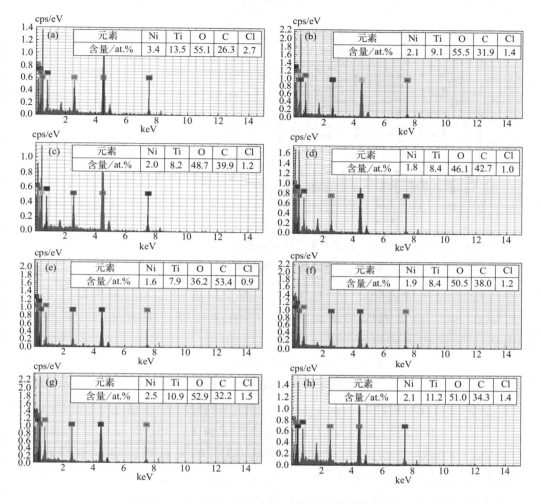

图 3-14　Ni-Ti-O 纳米孔的 EDS 面扫描能谱

(a)～(h) 分别是电解液 pH 值为 0.82、2、5、7、9、12.5、13 和 13.5 生长的纳米孔

图 3-15(a) 为试样在不同 pH 值电解液中的电流密度-时间曲线。在初始阶段，可以观察到所有试样的电流密度迅速下降。氧化 300s 后，所有曲线的电流密度值趋于稳定。电解液的 pH 值对稳态电流密度值有一定影响。图 3-15(a) 中插图显示的是曲线的局部放大部分，可见提高电解液 pH 值降低了稳态电流密度值。然而，当 pH 值超过 9 时，稳态电流密度值随着 pH 值的增加而增加。图 3-15(b) 是电流密度与电解液 pH 值的关系，可以看出，此规律与纳米孔增长速率变

化规律相一致［图 3-13(i)］，也观察到曲线为 U 形曲线。

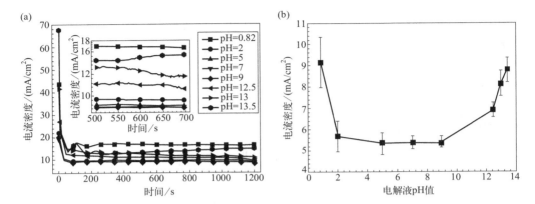

图 3-15 （a）试样在不同 pH 值电解液中的电流密度-时间曲线，插图显示的是曲线的
局部放大图；（b）电流密度与电解液 pH 值的关系，$n＝3\sim6$

前面的介绍表明，在 H_2O 和 Cl 离子组成的乙二醇电解液体系中可以在 NiTi 合金表面制备出 Ni-Ti-O 纳米孔层。纳米孔的生长速率由以下反应式决定：

$$Ti＋2H_2O \longrightarrow TiO_2＋4H^＋＋4e^- \tag{3-9}$$

$$Ni＋H_2O \longrightarrow NiO＋2H^＋＋2e^- \tag{3-10}$$

$$TiO_2＋4H^＋＋6Cl^- \longrightarrow TiCl_6^{2-}＋2H_2O \tag{3-11}$$

$$NiO＋2H^＋＋4Cl^- \longrightarrow NiCl_4^{2-}＋H_2O \tag{3-12}$$

反应式(3-9)和反应式(3-10)表示的是基质/纳米孔界面处的氧化物生长，而反应式(3-11)和反应式(3-12)表示的是氧化物溶解。当电解液 pH 值小于 7 时，随着电解液 pH 值增加，即 H 离子浓度降低时，氧化反应加快，溶解反应减慢。这可能会使纳米孔底部氧化层变厚，从而阻碍离子运输到界面，表现为电流密度显著降低［图 3-15(a)］。即当 pH 值小于 7 时，随着电解液 pH 值增加，反过来会抑制纳米孔的生长（图 3-13）。

有研究表明，在含氟离子的电解液中阳极氧化 Ti 时，纳米管的长度与电解液的 pH 值呈正相关，电解液中的 H 离子是缩短纳米管长度的关键因素。所以，为了消除 H 离子对纳米管长度的副作用，学者们用 NH_4F 代替了 HF。这与本研究的结果看起来相反。这种不一致性可以用 Ni-Ti-O 纳米孔和 TiO_2 纳米管的场协助溶解对电解液的 pH 值有不同的敏感度来解释。如图 3-12（b）所示，所有试样表面不规则层保存完好，这表明纳米孔的溶解对电解液的 pH 值很不敏感。为了证明上述猜想，将试样在含有 0.5mol/L HCl 和 5.0%（体积分数）H_2O 的乙二醇电解液中以 10V 氧化 320min 后的表面如图 3-16 所示。

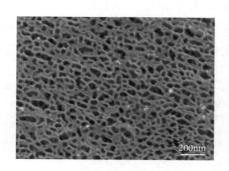

图 3-16　试样在含有 0.5mol/L HCl 和 5.0%（体积分数）H_2O 的乙二醇电解液中以 10V 氧化 320min 后的表面

显而易见，即使在含较高浓度 HCl 的电解液中氧化 320min 后，表面的不规则层也不能完全去掉，进一步表明 Ni-Ti-O 纳米孔对 H 离子的刻蚀非常不敏感。相反，H 离子和氟离子刻蚀 TiO_2 纳米管被认为是决定纳米管长度的关键因素。

本节实验结果表明，电解液中添加 NaOH 有利于 Ni-Ti-O 纳米孔的生长，这可以通过提高 NaOH 含量以增加纳米孔较快的生长速率所证明［图 3-13(i)］。如前所述，较低的 H 离子浓度可能会阻碍纳米孔的生长。然而，此处结果显示纳米孔长度却增加了。一种可能的原因是电解液中的 OH（氢氧根）离子可以作为刻蚀离子加速电化学反应。然而，将试样在含 5mL H_2O、1.2g NaOH 和 95mL 乙二醇的电解液中以 10V 氧化 10min 后的表面如图 3-17 所示，从此图可观察到，纯 NaOH 作为溶质时，只能观察到不规则的腐蚀形貌和波动的电流，这与前面的假设相矛盾。另一种解释可能是其他电化学参数受到 NaOH 加入的影响。电极的有效电压 U_{eff} 是一个非常重要的参数，$U_{eff}=U_{nominal}-IR$。式中，$U_{nominal}$ 为标准电压；R 为电解液的电阻率；I 为电流。NaOH 的加入降低了电解液的电阻率 R，从而降低了 IR-drop（电源电压降）效应，这意味着 U_{eff} 随 NaOH 含量的增加而增加。U_{eff} 的增加加速了离子向底部氧化物层的传输，从而增加了纳米孔的长度。随着 NaOH 含量的增加，电流密度的提高也验证了离子有较高的迁移率（图 3-15）。一般来说，NiO 和 TiO_2 在相同 pH 值电解液中有不同的溶解度。然而我们的实验结果表明，纳米孔中 Ni/Ti 的原子比几乎是恒定的，与电解液的 pH 值无关。一个合理的解释是：在基质/纳米孔界面处 NiO 和 TiO_2 场协助化学溶解对电解质的 pH 值不敏感；同时，由于电解液的黏性特征和极短的氧化时间，NiO 和 TiO_2 在纳米孔顶部的纯化学溶解极低。

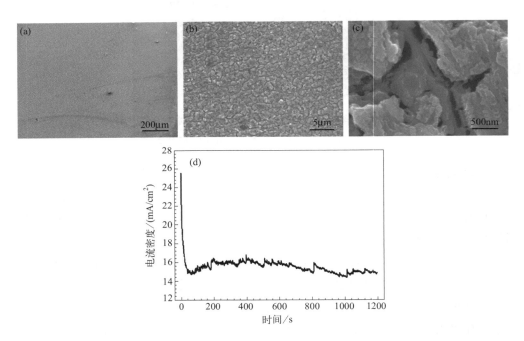

图 3-17　(a)～(c) 试样在含 5mL H_2O、1.2g NaOH 和 95mL 乙二醇电解液中以 10V
氧化 10min 后的表面；(d) 氧化试样的电流密度-时间曲线

3.1.4　NiTi 合金电解液的特异性

通过在相同的实验条件下，以氧化纯 Ti、纯 Ni、NiTi 合金对 NiTi 合金表面阳极氧化生长纳米孔层电解液的特异性进行评价。具体氧化条件如下：在 0.3mol/L NaCl 和 5.0%（体积分数）H_2O 的乙二醇电解液中以 10V 氧化 10min，纯 Ti、纯 Ni 和 NiTi 合金氧化

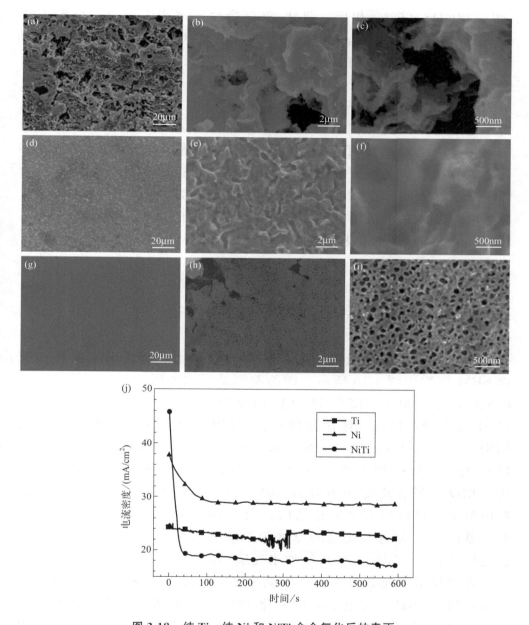

图 3-18　纯 Ti、纯 Ni 和 NiTi 合金氧化后的表面

（a）～（c）纯 Ti 氧化的低倍、中倍和高倍 SEM 图；（d）～（f）纯 Ni 氧化的低倍、中倍和高倍 SEM 图；
（g）～（i）NiTi 合金氧化的低倍、中倍和高倍 SEM 图；（j）电流密度与氧化时间的关系曲线

后的表面如图 3-18 所示。氧化纯 Ti 仅仅生成不规则微米级别的
腔 ［图 3-18（a）～（c）］，氧化纯 Ni 不能产生界限清楚的表面结构

［图 3-18（d）～（f）］；相反，氧化 NiTi 合金能够产生均匀的纳米孔结构［图 3-18（g）～（i）］，电流密度与氧化时间的关系曲线［图 3-18（j）］则显示虽然纯 Ti 的稳定态电流密度值低于纯 Ni 的稳定态电流密度值，但是二者的值都高于 NiTi 合金。

通过阳极氧化在不同金属和合金表面构造自组织纳米孔/管结构，通常需要不同的实验条件，尤其是电解液的组成。例如，纯 Ti 在水和有机电解液中可以制备出有序 TiO$_2$ 纳米管阵列，然而 NiTi 合金只有在有机电解液中可以制备出高度有序的 Ni-Ti-O 纳米管。同样，此工作表明，在 NiTi 合金表面阳极氧化制备出 Ni-Ti-O 纳米孔层的电解液体系不适用于纯 Ti 和纯 Ni。可能的原因是组成元素的电氧化和 Cl 离子刻蚀氧化物层溶解的不匹配性所致。

3.2
在 Br 离子体系中纳米孔涂层的制备与表征

不同氧化参量对纳米孔生长的影响和氧化后试样的表面和横截面 SEM 形貌如图 3-19 所示，图的左侧是氧化电压，图的顶端是乙二醇电解液中 NaBr 浓度和 H$_2$O 体积分数。从此图可以清晰地看到，当 H$_2$O 含量［15%（体积分数）］较高时，不能产生有序的纳米孔结构。在含 0.24mol/L NaBr 、0.48mol/L NaBr 和 5%（体积分数）H$_2$O 的乙二醇电解液中，氧化 10V 时，可以生成有序的纳米孔结构。相反，当氧化电压升高到 30V 时，只有在含 0.24mol/L NaBr 的电解液中可以生成纳米孔结构。图 3-19 中右上角的插图为纳米孔的横截面，相应纳米孔层的厚度用双箭头表示，可以观察到增加氧化电压和提高 NaBr 含量可使纳米孔层厚度增加。

在最优的氧化条件下，即在含 0.48mol/L NaBr 和 5.0%（体积分数）H$_2$O 的乙二醇电解液中氧化 10V 产生的纳米孔表面和横截面 SEM 形貌如图 3-20 所示。试样通过划痕法局部剥离纳米孔层后的表面见图 3-20（b）。试样最外层表面为不规则纳米孔结构［图 3-20（a）］。当最外层部分剥落后，可以看到三个明显的分层区域，即"顶部""中部"和"底部"［图 3-20（b）］。"顶部"区域的高倍放大图［图 3-20（c）］显示最外层是不规则的纳米孔层，当此层剥落后，暴

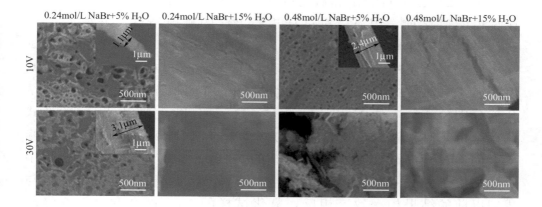

图 3-19　不同氧化参量对纳米孔生长的影响和氧化后试样的表面和横截面 SEM 形貌

露出"中部"区域有序纳米孔结构［图 3-20（d）］，纳米孔的直径集中在 $50 \sim 60 \mathrm{nm}$［图 3-20（h）］。"底部"区域的高倍放大图［图 3-20（e）］显示，当纳米孔层全部去掉后，可以看到纳米坑结构。横截面的低倍图［图 3-20（f）］显示纳米孔层长度是 $2.4 \mu \mathrm{m}$，从高倍图［图 3-20（g）］能够清晰地看到纳米孔结构。

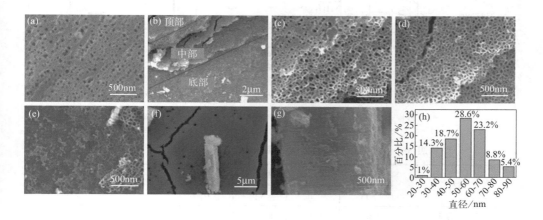

图 3-20　纳米孔表面和横截面 SEM 形貌

（a）试样表面；（b）局部剥离纳米孔层后的表面；（c）～（e）分别对应中（b）图中

"顶部""中部"和"底部"区域的高倍放大图；

（f）和（g）纳米孔层低倍和高倍放大截面图；（h）纳米孔直径分布直方图

图 3-21 是 NiTi 合金和氧化试样的 X 射线光电子能谱（XPS）图，在收集能谱之前，用 Ar^+ 对试样进行 20s 的溅射清洗，并以 C 1s＝284.8eV 为基准峰校准所有结合能。XPS 测定 NiTi 合金和氧化试样表面元素浓度的结果见表 3-2。从试样表面可以检测到 Ti、Ni、O 组成元素和 C、N 污染元素。两组试样的 Ti 2p3/2 和 2p1/2 主峰结合能分别位于 459.1eV 和 464.8eV，这表明 Ti 主要以 TiO_2 的形式存在。由于溅射诱导 TiO_2 含量的减少，使 Ti 阳离子价态变低，峰稍微偏向较低的结合能。NiTi 合金的 Ni 2p3/2 和 2p1/2 峰结合能中心分别位于 852.6eV 和 869.8eV，与金属 Ni 的结合能相匹配，这与我们以前的结果相一致。相反，氧化试样的 Ni 2p3/2 和 2p1/2 峰结合能中心分别位于 853.8eV 和 871.1eV，这对应于 NiO 中的 Ni 离子。NiTi 合金的 Ni/Ti 原子比高于 Ni-Ti-O 纳米孔的原子比，此结果表明在氧化过程中，NiO 比 TiO_2 更易于溶解。

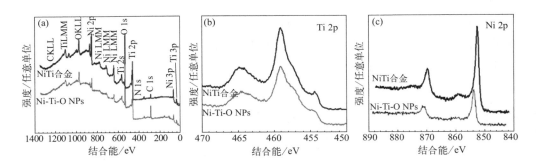

图 3-21　NiTi 合金和氧化试样的 X 射线光电子能谱（XPS）图

（a）测量光谱；（b）Ti 2p 的高分辨率光谱；（c）Ni 2p 的高分辨率光谱

表 3-2　XPS 测定 NiTi 合金和氧化试样表面元素浓度的结果

试样	元素浓度/at. %					Ni/Ti 原子比
	Ti	Ni	O	C	N	
NiTi 合金	22.37	8.86	50.27	18.5	—	0.41
Ni-Ti-O NPs	15.51	3.43	40.05	38.37	2.64	0.22

本节工作首次报道有序的 Ni-Ti-O 纳米孔可以在含少量 H_2O 和 NaBr 的乙二醇电解液中成功制备。一般来讲，在没有 Br 离子的电解液中，组成 NiTi 合金的元素根据下列反应式氧化形成 TiO_2 和 NiO：

$$Ti + 2H_2O \longrightarrow TiO_2 + 4H^+ + 4e^- \tag{3-13}$$

$$Ni + H_2O \longrightarrow NiO + 2H^+ + 2e^- \tag{3-14}$$

上述两反应导致在 NiTi 合金表面形成致密的氧化层。Br 离子通过刻蚀氧化层形成水溶性 $TiBr_6^{2-}$ 和 $NiBr_4^{2-}$，影响氧化过程如下：

$$TiO_2 + 4H^+ + 6Br^- \longrightarrow TiBr_6^{2-} + 2H_2O \tag{3-15}$$

$$NiO + 2H^+ + 4Br^- \longrightarrow NiBr_4^{2-} + H_2O \tag{3-16}$$

为了产生有序的纳米孔结构，氧化反应［反应式（3-13）、反应式（3-14）］和溶解反应［反应式（3-15）、反应式（3-16）］一定要匹配。为了平衡氧化反应和溶解反应，关键的电化学参数如氧化电压和电解液中的 $NaBr/H_2O$ 含量一定要相互协调。

3.3
在 CO_3^{2-} 离子体系中纳米孔涂层的制备与表征

在前面第二章中介绍了在含 H_2O 和 NH_4F 的乙二醇电解液中，阳极氧化 NiTi 合金可以生成 Ni-Ti-O 纳米管阵列。纳米管阵列可用于电化学能量储存、葡萄糖传感器、气体传感器和生物医学等领域。然而，有时需要较大的比表面积，有限的纳米管长度局限了其应用。本章前几节研究表明，在含 H_2O 和 HCl/NaCl 电解液中可以制备出较长的 Ni-Ti-O 纳米孔涂层。然而其直径相对较大（70nm 左右）和 Ni 含量相对较低，这些将妨碍其应用范围及效果。因此，期望在含 H_2O 和 Na_2CO_3 的乙二醇电解液中制备较小直径和较高 Ni 含量的纳米孔结构，并系统开展氧化参数对纳米孔形成能力和特征影响的研究。

为了研究 Na_2CO_3 含量对 NiTi 合金氧化行为的影响，将试样在含有 5%（体积分数）H_2O 和不同质量分数 Na_2CO_3 含量的乙二醇电解液中以 30V 氧化 10min，Na_2CO_3 的含量（质量分数）分别为 0%、0.11%、0.23%、0.45% 和 0.90%。氧化试样的光学照片和表面 SEM 形貌见图 3-22（a），每个试样的 Na_2CO_3 含量显示在每个图的顶部。宏观光学图显示出试样表面是均匀的，与 Na_2CO_3 含量没有关系；表面 SEM 形貌表明没有 Na_2CO_3 时不发生氧化反应，较

低的 Na_2CO_3 含量［0.11％（质量分数）］导致形成无明确结构的表面形貌。进一步增加 Na_2CO_3 含量可以产生纳米孔结构，随着 Na_2CO_3 含量从 0.23％（质量分数）增加到 0.90％（质量分数）时，纳米孔直径从 21nm 增加到 25nm。在含 0.23％（质量分数）Na_2CO_3 电解液中制备的纳米孔较短，不易获得横截面图。在含 0.45％（质量分数）、0.90％（质量分数）Na_2CO_3 的电解液中制备的纳米孔有相似的长度（2.4μm）。不同氧化试样的电流密度-时间曲线如图 3-22（b）所示，在没有 Na_2CO_3 时，电流密度为零。电流密度随着 Na_2CO_3 含量的增加而增加，达到稳态电流密度所需的时间较长。

为了研究 H_2O 含量对 NiTi 合金氧化行为的影响，将试样在含有 0.9％（质量分数）Na_2CO_3 和不同 H_2O 含量的乙二醇电解液中以 30V 氧化 10min，H_2O 的含量（体积分数）分别是 5％、10％、15％、20％。氧化试样的光学照片和表面 SEM 形貌如图 3-23（a）

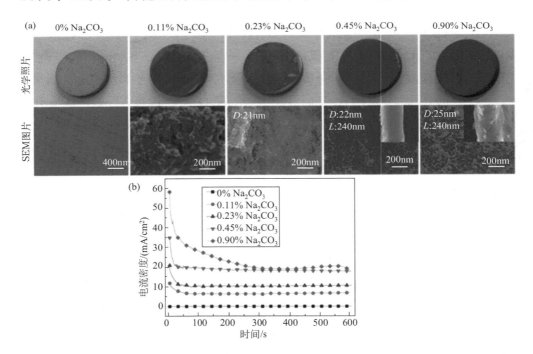

图 3-22　（a）氧化试样的光学照片和表面 SEM 形貌，SEM 图中的插图显示了纳米孔的横截面（**D** 为纳米孔的直径，**L** 为纳米孔的长度）；（b）不同氧化试样的电流密度-时间曲线

所示，每个试样的 H_2O 含量显示在每张图片的顶部。宏观光学图表明，当 H_2O 含量超过 5％（体积分数）时，试样表面变得不均匀，甚至会有脱落。SEM 图表明较高的 H_2O 含量导致形成不规则的孔状结构形貌。不同氧化试样的电流密度-时间曲线［图 3-23（b）］表明，随着 H_2O 含量的增加，电流密度会增加。当 H_2O 含量较高［大于 5％（体积分数）］时，电流密度会有较大波动，没有一定的稳态值。

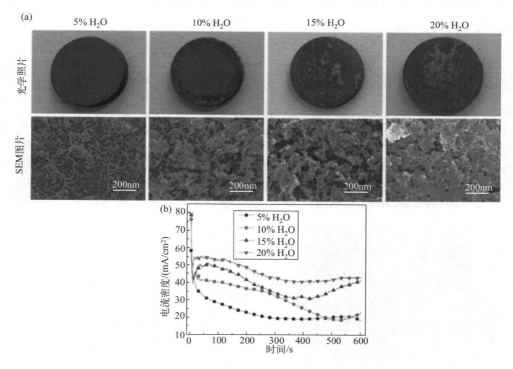

图 3-23　（a）氧化试样的光学照片和表面 SEM 形貌；
（b）不用氧化试样的电流密度-时间曲线

为了研究不同氧化电压对 NiTi 合金氧化行为的影响，将试样在含有 0.9％（质量分数）Na_2CO_3 和 5％（体积分数）H_2O 含量的乙二醇电解液中以不同电压氧化 10min，氧化电压分别是 10V、20V、30V、40V、60V、80V、100V。氧化试样的光学照片和表面 SEM 形貌如图 3-24（a）所示，每个试样的氧化电压显示在每张图片的顶部。宏观光学图表明，当电压在 10～40V 内时，试样表面均匀；氧化电压再增加时，形成了不均匀的表面，且有部分脱落的现象。SEM形貌表明，在20～100V范围内，可以生成直径较小的纳米孔层。纳米孔直径随氧化电压的增加而增加，其值从20nm（20V）增加到33nm（100V）。当氧化电压超过40V时，纳米孔层会有脱落，长度不确定，没有截面图。较低的电压（10V）导致产生无序结构形貌。不同氧化试样的电流密度-时间曲线［图3-24（b）］表明，随着氧化电压的增加，电流密度也会增加。当氧化电压超过40V时，电流密度会明显增加，且电流有一定的波动，特别是100V氧化时，波动较大。

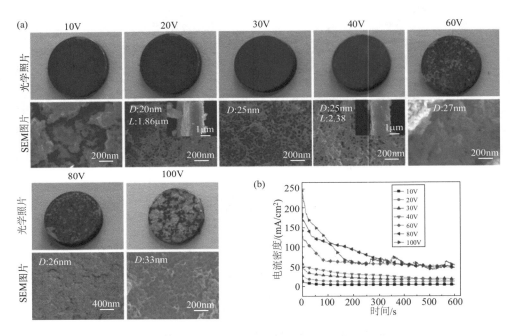

图3-24 （a）氧化试样的光学照片和表面SEM形貌
（**D**为纳米孔的直径，**L**为纳米孔的长度）；
（b）不同氧化试样的电流密度-时间曲线

为了研究氧化温度对NiTi合金氧化行为的影响，将试样在含有0.9%（质量分数）Na_2CO_3和5%（体积分数）H_2O含量的乙二醇电解液中于30V以不同温度氧化10min，氧化温度分别是20℃、30℃、40℃、50℃、60℃、80℃、90℃。氧化试样的光学照片和表面SEM形貌如图3-25（a）所示，氧化试样的温度显示在每个图的顶部。宏观光学图表明，当温度低于30℃时，试样表面均匀；温度在40℃以上时，试样表面不均匀，有部分脱落，且随着氧化温度升高更不均匀。表面SEM形貌表明，在20～90℃范围内，都可以生成有序的纳米孔层。氧化温度对纳米孔的直径基本没有影响，均在25nm左右。电流密度-时间曲线[图3-25(b)]显示，电流密度随着温度的升高而增加；温度低于60℃时，各组之间没有明显区别。当温度高于60℃时，电流密度明显增加且有较大波动。

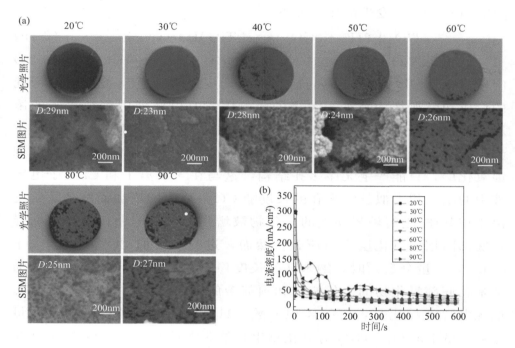

图3-25　(a) 氧化试样的光学照片和表面SEM形貌
(D 为纳米孔的直径)；(b) 电流密度-时间曲线

可利用能谱分析（EDS）检测纳米孔中的 Ni/Ti 原子比。例如，试样在含0.9%（质量分数）$NaCO_3$ 和5%（体积分数）H_2O 的乙二醇电解液中以 30V 氧化时，Ni/Ti 原子比是 0.370 ± 0.021。当在0.9%（质量分数）$NaCO_3$ 和5%（体积分数）H_2O 的乙二醇电解液中以 40V 氧化时，Ni/Ti 原子比是 0.330 ± 0.025。很明显，此 Ni/Ti 原子比值小于 NiTi 合金基质；然而，明显大于在含 Cl 离子电解液中制备的值（0.18）。

通过阳极氧化制备纳米孔结构时，需要氧化物生长和溶解反应建立动态平衡。对于 NiTi 合金，氧化物生长可以表达如下：

$$Ti + 2H_2O \longrightarrow TiO_2 + 4H^+ + 4e^- \tag{3-17}$$

$$Ni + H_2O \longrightarrow NiO + 2H^+ + 2e^- \tag{3-18}$$

随后，电解液中刻蚀阴离子（CO_3^{2-}）将会刻蚀新形成的氧化层产生纳米坑，在电场的作用下最终转化成有序纳米孔。目前来说，此溶解产物不是十分清楚。可能的溶解产物是 $[Ti(OH)_2(CO_3)_2]^{2-}$ 和 $[Ni(CO_3)_2]^{2-}$，发生的反应如下：

$$TiO_2 + 2H^+ + 2CO_3^{2-} \longrightarrow [Ti(OH)_2(CO_3)_2]^{2-} \tag{3-19}$$

$$NiO + 2H^+ + 2CO_3^{2-} \longrightarrow [Ni(CO_3)_2]^{2-} + H_2O \tag{3-20}$$

阳极氧化参数会影响反应的动态平衡，反过来也会显著影响纳米孔的形成和微观结构特征。关键的影响因素是电解液中刻蚀离子的浓度。在没有 CO_3^{2-} 离子的情况下，不能发生刻蚀，如图 3-22 中显示为带有金属光泽的光滑表面形貌。较低的 CO_3^{2-} 离子浓度，不能够刻蚀氧化层，只能产生无序多孔结构，这与在含氟离子和 Cl 离子电解液中的结果相类似。纳米孔的长度随 CO_3^{2-} 浓度的增加而增加，这是由于在基体/电解液界面上的氧化物被增强的电场辅助化学溶解而导致底部阻挡层氧化层变薄所致。然而，进一步增加 CO_3^{2-} 浓度［大于 0.45％（质量分数）］时，纳米孔的长度稳定在 2.4μm。这可能是因为纳米孔底部氧化物的生长速率和顶部溶解速率之间建立了动态平衡。最优电解液配比是：5％（体积分数）H_2O 和 0.23％～0.90％（质量分数）的 $NaCO_3$。H_2O 对氧化物生长是非常重要的。较高的 H_2O 含量扰乱动态平衡，导致产生无序结构，见图 3-23。更高的 $NaCO_3$ 含量［大于 0.90％（质量分数）］超过了其在 5％（体积分数）H_2O 中的溶解度。相比于含 Cl 离子的电解液，电压窗口较宽（图 3-24）。较低的氧化电压（10V）不能够分解 H_2O 和驱动 CO_3^{2-} 离子的迁移，难以建立动态平衡。

相比于 3.1 节中使用 Cl 离子作为刻蚀离子的体系，本体系中使用的 CO_3^{2-} 离子发挥了同样的作用。在相似的实验条件下，在含 Cl 离子的电解液中制备出的纳米孔直径远远大于其在 CO_3^{2-} 离子体系。一个可能的原因是 CO_3^{2-} 对 TiO_2 和 NiO 的刻蚀能力大于 Cl 离子，这

医用 NiTi 合金
阳极氧化与表面处理

导致产生较薄的底部氧化层。有研究表明，底部氧化层厚度与纳米孔的直径成正比。

另一个值得注意的现象如下：相比于在 Cl 离子电解液体系中制备的纳米孔，本体系中制备的纳米孔含有较高含量的 Ni，这可能是由于 NiO 对 CO_3^{2-} 的刻蚀不敏感。总之，还需要更细致的研究工作以阐明 CO_3^{2-} 对 Ni-Ti-O 纳米孔的生长机制、微观结构和组成的确切作用。

3.4
在其他离子体系中 NiTi 合金的阳极氧化行为

刻蚀离子对纳米孔的形成有决定性影响。在本节中，分别在 NaI、NaIO$_3$、Na$_2$SiO$_3$、CH$_3$COONa 的电解液体系中，研究了 NiTi 合金的氧化行为，与前面生成纳米孔结构的体系进行对比，为探讨 NiTi 合金表面生成纳米孔的机制提供理论基础。

3.4.1 在 NaI 体系中 NiTi 合金的阳极氧化行为

电解液的组成对阳极氧化形成纳米孔层有重要影响，我们研究了 I 离子对 NiTi 合金氧化行为的影响，所有本体系中电解液的体积均为 100mL。图 3-26 显示的是不同氧化条件下试样表面 SEM 形貌和相应的电流密度-时间曲线，实验温度为室温（25℃），试样的氧化参数在图的顶部。当氧化电压较小（10V）时，从试样表面低倍 SEM 看出，有少量的坑生成，坑里出现条状结构，相应的电流密度较低。当电压增加到 30V 时，试样表面全部覆盖不规则孔状结构，电流密度较高。当 NaI 含量较低时，试样表面有少量的不规则坑生成，坑里是颗粒状结构。这表明若要想生成纳米孔结构，需要较高的 NaI 含量和较高的氧化电压。然而当试样在含 18g NaI 和 5mL H$_2$O 的乙二醇电解液中氧化 30V 时，开始电流密度迅速降低，然后升高，随后一直快速升高。实验中伴随大量的放热和气泡，这可能是由于氧化溶解反应较快。所以，在 18g NaI 和 10mL H$_2$O、30V 的氧化实验条件下，不能进行较长时间氧化，仅仅氧化了 5min。

如果实验想要在较高的 NaI 含量和较高的电压进行氧化，且保证电流密度不升高，需要减慢氧化层溶解反应，可采取下面三个措施：在较低的温度氧化；反应中使物质传输减慢，可以用黏度较大的溶剂代替黏度较小的溶剂；在氧化过程中，用转子以适当的速度搅动，使实验过程中产生的热量能较快扩散。

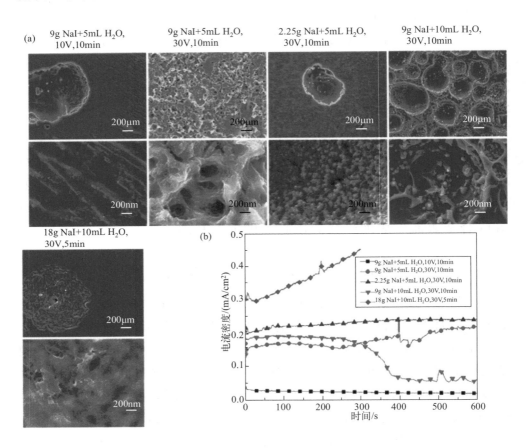

图 3-26　（a）不同氧化条件下试样表面 SEM 形貌；（b）电流密度-时间曲线

　　试样在低温氧化时的表面 SEM 形貌如图 3-27（a）所示，每个氧化试样的氧化参数在图的顶部。从此图中可以看出，试样在含 18g NaI 和 10mL H_2O 的乙二醇电解液中 30V 氧化时，即使温度较低时，电流密度也在渐渐升高，表面出现不规则的大孔结构。在其他电解液配比条件下，当低温氧化时，电流密度会一直降低，而不是最后达到平稳状态。试样表面生成不规则小孔结构［图 3-27（a）］，当延长氧化时间（30min）时，试样表面不规则小孔会变成不规则大孔。在较低温度氧化（4℃、8℃）时，即使将氧化电压增加至50V，变化电解液的配比，试样表面仍是不规则的多孔结构（SEM电镜数据没有在此显示）。说明温度不是影响形成纳米孔结构失败的原因。阳极氧化制备有序纳米孔层共经历三个阶段。最后一个阶段达到动态平衡，表现为电流密度基本达到平稳，而不是有明显的升降。

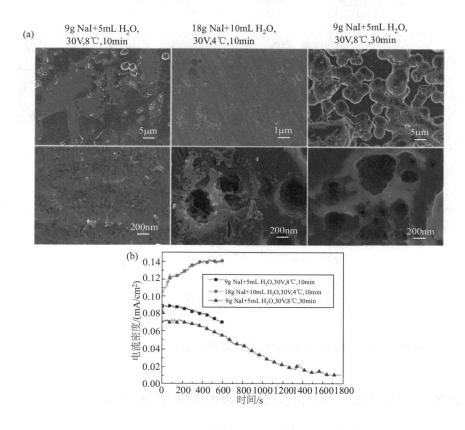

图 3-27　（a）试样氧化后的表面 SEM 形貌图；（b）电流密度-时间关系

采用黏度较大的丙三醇代替黏度较小的乙二醇溶剂，或者增加转子以适当的速度搅动，可使电流密度趋于平稳。试样氧化后的表面 SEM 形貌和相应的电流密度-时间关系如图 3-28 所示，氧化参数在图的顶部。根据电流密度变化，调控氧化参数，即使电流趋于平稳，也不能制备出有序的纳米孔结构。

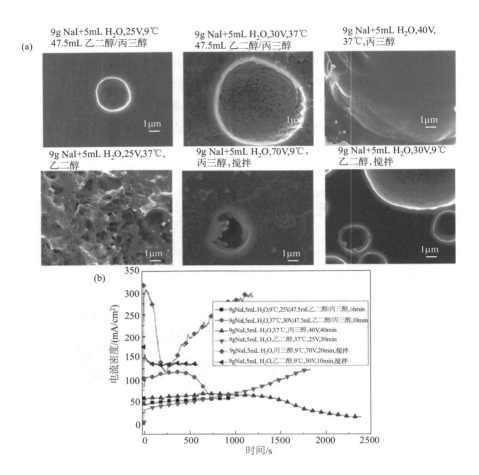

图 3-28 （a）试样氧化后的表面 SEM 形貌图；（b）电流密度-时间关系

3.4.2 在 NaIO₃ 体系中 NiTi 合金的阳极氧化行为

为了产生有序的纳米孔结构，氧化反应和溶解反应需要达到动态平衡，溶解反应需能产生水溶性的配合物。如在氟离子体系中氧化时，会产生 TiF_6^{2-}/NiF_4^{2-}；在 Cl 离子体系中，会产生 $TiCl_6^{2-}/NiCl_4^{2-}$；在 Br 离子体系中，会产生 $TiBr_6^{2-}/NiBr_4^{2-}$。在 I 离子体系中，据我们所知，还没有 Ti/Ni 和 I 离子的配合物生成。但有研究表明，有 Ti/Ni 和 IO^{3-} 的配合物 $[Ti(IO3)_6]^{2-}$ 和 $[Ni(IO_3)_4]^{2-}$ 存在，所以我们在 NaIO₃ 电解液中进行实验以期望制备出有序纳米孔结构。

氧化试样的表面 SEM 形貌和相应的电流密度-时间曲线如图 3-29 所示，图的顶端是氧化电压，图的左侧是乙二醇电解液中 $NaIO_3$ 和 H_2O 含量。实验结果与在 I 离子中的结果相类似。不同的是，虽然电流密度呈现了典型的阳极氧化三个过程，然而仍没有制备出有序的纳米结构。原因可能是氧化反应和溶解反应没有达到动态平衡。

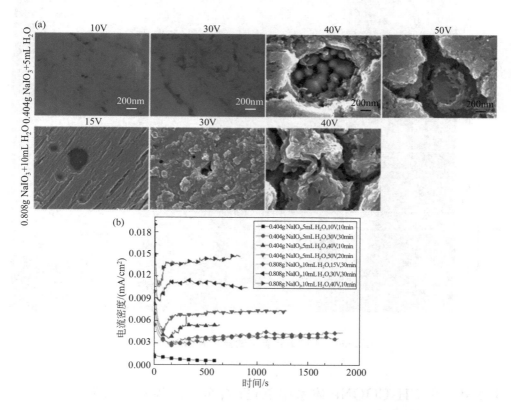

图 3-29　（a）氧化试样的表面 SEM 形貌；（b）电流密度-时间曲线

3.4.3　在 Na_2SiO_3 体系中 NiTi 合金的阳极氧化行为

在 Na_2SiO_3 体系中，所有试样氧化时间为 10min。不同氧化参量试样表面 SEM 形貌如图 3-30 所示，图的左侧是氧化电压，图的顶端是乙二醇电解液中 Na_2SiO_3 和 H_2O 含量。从图中可以看到，只有在含 1.8g Na_2SiO_3 和 5.0%（体积分数）H_2O 的乙二醇电解液中，氧化 10V 时，低倍观察到有孔结构生成。但是，在高倍观察后发现，孔较浅，且空间距离较大，本质上也不能生成有序纳米孔结构。其他氧化条件均不能生成纳米孔结构。所以，在 Na_2SiO_3 电解液体系中，阳极氧化 NiTi 合金不能生成有序纳米孔层。

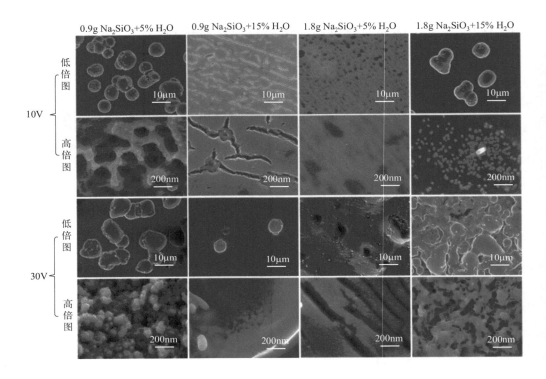

图 3-30　不同氧化参量试样表面 SEM 形貌

3.4.4　在 CH_3COONa 体系中 NiTi 合金的阳极氧化行为

在 CH_3COONa 体系中，所有试样的氧化时间也为 10min。试样在不同氧化条件下的表面 SEM 形貌如图 3-31 所示，图的左侧是氧化电压，图的顶端是电解液成分。从图中可以看到，NiTi 合金在 0.875g CH_3COONa 和 5%（体积分数） H_2O 电解液中氧化 10V 时，其表面发生较弱的反应。其他条件氧化后，表现为试样表面较少的坑和没有明显特征的结构。随着氧化电压增加到 30V 时，表面越来越粗糙，孔变大且数量在增加。然而在 CH_3COONa 体系中，调控工艺参数仍不能产生有序的纳米孔结构。

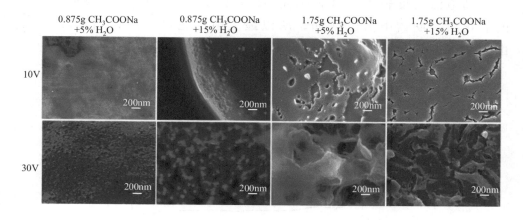

<table>
<tr><td>0.875g CH₃COONa
+5% H₂O</td><td>0.875g CH₃COONa
+15% H₂O</td><td>1.75g CH₃COONa
+5% H₂O</td><td>1.75g CH₃COONa
+15% H₂O</td></tr>
</table>

图 3-31　试样在不同氧化条件下的表面 SEM 形貌

3.5
NiTi 合金表面纳米孔层的形成机制

　　阳极氧化在 Al、Ti 等金属表面制备纳米孔层技术已经得到广泛应用。然而，由于 NiTi 合金的 Ni 含量为 50%［原子百分数（％）］且 Ni 是非阀金属元素，而且 NiTi 合金含有两种元素，所以 NiTi 合金的阳极氧化过程一定将有别于金属 Al。不管基体为哪种材料，阳极氧化生成纳米孔的核心是金属表面氧化层的形成和氧化层的溶解可以达到动态平衡。因此，通过研究阳极氧化过程中 NiTi 合金表面生成纳米孔的规律，可为其他含有大量非阀金属元素的二元或多元合金生成纳米孔提供理论基础。

3.5.1　阳极氧化过程中电流密度-时间曲线

　　图 3-32 为 NiTi 合金在 0.3mol/L NaCl 和 5％（体积分数）H_2O 的乙二醇电解液中典型的电流密度-时间曲线。相比于氧化铝纳米孔的电流密度-时间曲线，两种曲线的走向相似，电流密度先随时间急剧增大到最大值，随后又急剧下降，之后缓慢降低，然后又稍微升高直至趋于稳定。结合前面的研究结果，很明显的区别是 NiTi 合金

的最高电流密度较大，这表明纯 Al 在阳极氧化后能够很快形成均匀的氧化层，妨碍电流的增加，所以最大电流密度较大；而 NiTi 合金由于 Ni 的存在，阳极氧化行为确实有别于阀金属元素 Al。

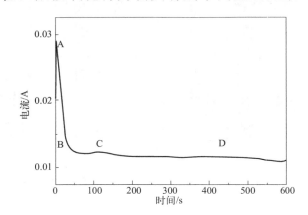

图 3-32　NiTi 合金在 0.3mol/L NaCl 和 5%（体积分数）H_2O
的乙二醇电解液中典型的电流密度-时间曲线

3.5.2　NiTi 合金表面纳米孔层的形成机制

根据 NiTi 合金阳极氧化的电流密度-时间曲线，结合前面的介绍，我们以 Br 离子为刻蚀离子进行研究，探讨了 Ni-Ti-O 纳米孔层的形成机制，示意如图 3-33 所示。纳米孔的形成需要典型的三个阶段。第一阶段氧化层形成，在电场作用下，NiTi 合金与电解液中 H_2O 分子电离出的 O^{2-} 进行反应，反应如前所述，在其表面生成致密的 NiO/TiO_2 氧化层[图 3-33B(a)]。实验过程中有产生气泡的现象，证实了质子迁移到阴极形成氢气，阳极处有氧化层形成；表现为图 3-32 中 A—B 阶段，随着氧化层的生成，电流密度迅速降低。在第二阶段，即孔的初始阶段，当氧化层生长到一定厚度时，即电流密度降到最低，电压均匀地分布在氧化层表面，电解液中的刻蚀离子（Br 离子）移动到氧化层，一旦氧化层某一点发生电压集中，局部电场会增强，加强场协助溶解，从而有效极化 Ti—O 键和 Ni—O 键，使 Ti^{4+}/Ni^{2+} 形成水溶性聚合物 $[TiBr_6]^{2-}/[NiBr_4]^{2-}$，运输到电解液中，运输过程如图 3-33(A) 中所示。由于 Ti^{4+}/Ni^{2+} 向外移动运输到电解液中，不会在基质表面形成氧化层，从而随机形成不

规则凹坑 [图 3-33B（b）]。由于凹坑底部氧化层厚度减少，表现为电流密度有所上升（图 3-32 中 B-C 阶段）。在第三阶段，纳米孔稳定生长，随着氧化的进行，凹坑不断向基底深入，较小、较浅的凹坑可能与周围较大的凹坑合并，最终演变成规则的纳米孔结构 [图 3-33B（c）]，表现为电流密度随着氧化时间基本达到稳定状态（图 3-32 中 C-D 阶段），即氧化层的形成与溶解达到动态平衡。

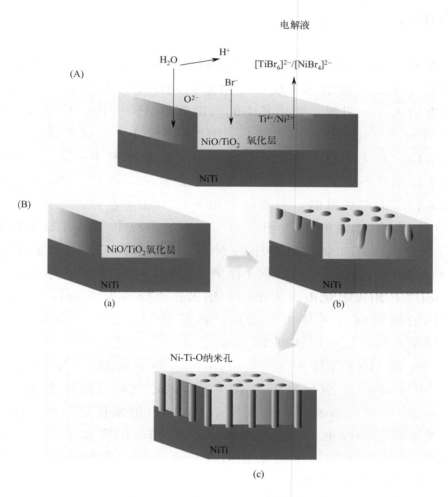

图 3-33 Ni-Ti-O 纳米孔的形成机制

（A）离子传输过程；（B）形成过程示意

有序纳米孔结构的生成，上述三个阶段缺一不可，如任一阶段不能顺利发生，都不能生成有序的纳米孔层。在本章中，NiTi 合金在 $Cl^-/Br^-/CO_3^{2-}$ 体系中满足反应条件，可以生成有序的纳米孔。在 $I^-/IO_3^-/SiO_3^{2-}/CH_3COO^-$ 体系中，氧化层的形成与溶解达不到动态平衡，所以不能形成有序纳米孔结构，表现为不规则的形貌结构。

3.6
本章小结

在 $Cl^-/Br^-/CO_3^{2-}$ 离子的电解液体系中，借助阳极氧化方法在 NiTi 合金表面构建纳米孔层，以纳米孔的构建与电化学参量间的关联性为切入点，明确并调控其中的关键参量（$Cl^-/Br^-/CO_3^{2-}$ 的浓度、H_2O 含量、氧化电压、温度等），构建不同尺寸、组成和微结构的纳米孔结构。在 $I^-/IO_3^-/SiO_3^{2-}/CH_3COO^-$ 离子体系中研究了 NiTi 合金的阳极氧化行为，经过多种离子体系的研究，探讨了 NiTi 合金表面纳米孔层的形成机制，主要结论如下。

（1）在含 H_2O 和 HCl 组成的乙二醇电解液中，利用阳极氧化在 NiTi 合金表面成功制备出有序的 Ni-Ti-O 纳米孔层。电解液中最优 H_2O 含量为 5.0%～11.0%（体积分数），HCl 浓度为 0.125～0.5mol/L，阳极氧化电压为 10V；纳米孔直径约为 70nm，长度随氧化时间的延长而几乎呈线性增加。在最佳实验条件下氧化 320min 后，纳米孔层厚度可以达到 160μm。

（2）在 H_2O 含量为 5.0%～10.0%（体积分数）、NaCl 浓度为 0.15～0.3mol/L、氧化电压为 10～20V 的乙二醇电解液中可以制备出直径在 60～75nm 范围内的无定形 Ni-Ti-O 纳米孔层。在最优条件下，纳米孔层的厚度可以达到 129μm。在相似的实验条件下，在纯 Ti 和纯 Ni 表面不能产生纳米孔结构，这表明此电解液只适用于在 NiTi 合金表面生长纳米孔。

（3）在电解液 pH 值为 0.82～13.5 时，NiTi 合金在含 5%（体积分数）H_2O、0.15mol/L Cl 离子和 95%（体积分数）乙二醇的电解液中可以制备出 Ni-Ti-O 纳米孔。电解液的 pH 值对纳米孔的表面形貌和组成影响不大，对生长速率有较大影响。当 pH 值从 0.82 增加到 7.0 时，纳米孔的生长速率从 13.8nm/s 减小到 5.3nm/s；当 pH 值继续增加到 13.5 时，生长速率增加到 15.7nm/s。结果表明，H 离子能够加速反应过程。纳米孔的生长速率与电解液的 pH 值有明显的依赖关系，同时也说明电解液 pH 值是影响 NiTi 合金氧化行为的一个重要参数。

（4）研究了一种新的电解液体系（乙二醇＋H_2O＋NaBr），利用阳极氧化方法在 NiTi 合金表面首次制备出了有序 Ni-Ti-O 纳米孔。在含有 5%（体积分数）H_2O 和 0.48mol/L NaBr 的乙二醇电解液中，10V 氧化可以产生直径在 50～60nm 范围内的纳米孔。

（5）开发了一种新的电解液体系，通过阳极氧化在 NiTi 合金表面制备了直径较小、Ni 含量较高的 Ni-Ti-O 纳米孔层。在含 5%（体积分数）H_2O、0.23%～0.9%（质量分数）Na_2CO_3 的乙二醇电解液中，氧化电压为 20～40V 时，在 NiTi 合金表面均匀生长了较小直径（约 25nm）、Ni/Ti 原子比超过 0.30 的 Ni-Ti-O 纳米孔层。较小的直径赋予纳米孔较大的比表面积。较大的比表面和较高的 Ni 含量使此纳米孔层在电化学储能、电催化、气体/生物传感等新兴领域可能具有广阔的应用前景。

（6）研究了 NiTi 合金分别在乙二醇/丙三醇＋H_2O＋NaI/$NaIO_3$/Na_2SiO_3/CH_3COONa 电解液体系中的阳极氧化行为，结果显示制备不出有序的纳米孔层，只能制备出不规则多孔形貌结构。这是由于在氧化过程中，氧化反应生成的氧化层与氧化层的溶解达不到动态平衡所致。

第四章
NiTi 合金表面纳米涂层的腐蚀性能

近等原子比 NiTi 合金由于具有独特的形状记忆效应、超弹性和较好的生物相容性，已经作为牙科、骨科、心血管等领域理想的生物材料。目前主要存在的问题是基体含有较高含量的 Ni，在移入人体后，通过自发的电化学腐蚀导致 Ni 离子释放。虽然 NiTi 合金具有较好的生物相容性，但也有研究表明较高含量的 Ni 离子可能引发不良反应，因此可通过在 NiTi 合金表面构建各种阻挡层以抑制 Ni 离子的释放。然而，也有研究显示人类可以很好地耐受 NiTi 合金释放的 Ni 离子。本章利用电化学和分析化学的实验方法分别研究了 NiTi 合金表面 Ni-Ti-O 纳米管/孔的腐蚀行为，以及 Ni 离子释放。

4.1
Ni-Ti-O 纳米管阵列涂层的腐蚀行为与 Ni 离子释放

4.1.1　Ni-Ti-O 纳米管阵列涂层制备

试样在含 0.2%（质量分数） NH_4F 和 0.5%（体积分数） H_2O 的乙二醇电解液中于 30℃氧化。为了溶解试样表面不规则氧化层下面暴露的纳米管阵列，当氧化电压较低时，所需氧化时间较长。经过实验，发现试样在不同氧化电压（5V、15V、25V 和 35V）下分别需要的氧化时间是 12h、6h、1.5h 和 1.5h。在阳极氧化后，所有试样用去离子水冲洗，在空气中自然干，然后在马弗炉中 450℃退火 2h，相应的试样分别表示为：NiTi-5V、NiTi-15V、NiTi-25V 和 Ni-Ti-35V。采用抛光镜面退火的 NiTi 合金（表示为 NiTi-MP），作为对比试样。

4.1.2　试样腐蚀行为的测试

试样的腐蚀行为应用典型的三电极体系在 CS350M 电化学工作站（科思特仪器，中国）上进行测试。试样、铂片和饱和甘汞电极（SCE）分别作为工作电极、对电极和参比电极。试样浸泡在磷酸盐缓冲液（PBS）中，温度为 37℃，浸泡 1h 以后，测试开路电位（OCP）。待开路电位稳定后，测试电化学阻抗谱（EIS）和动电位极化。PBS 的组成是 137mmol/L NaCl、2.7mmol/L KCl、1.5mmol/L

KH_2PO_4 和 8mmol/L Na_2HPO_4。EIS 相对于 OCP 测试，测试频率范围为 0.01Hz～0.1MHz，正弦微扰电位振幅为 10mV。动电位极化测试电位范围为 −0.8～1.5V（相对于参比电极），扫描速率为 1mV/s。每个工艺应用三组试样，保证实验的精确和重复性。应用塔费尔（Tafel）外推法推算试样的腐蚀电位（E_{corr}）、腐蚀电流密度（I_{corr}）和阴极塔费尔斜率（β_c）。在有的小节中（如 4.1 节，4.2 节）无 EIS 测试，本章后面小节中所述电化学腐蚀测试与此处所述基本相同，后面将不再叙述。

4.1.3　Ni-Ti-O 纳米管阵列涂层表征

图 4-1 为不同试样表面的低倍、高倍 SEM 形貌，插图为 Ni-Ti-O 纳米管横截面形貌。其中，D 是纳米管的直径，L 是纳米管的长度，经 5V 氧化的纳米管长度太短，很难找到。由此图可以看出，NiTi-MP 没有特定的结构，在表面只有打磨抛光时的少量划痕，而在氧化试样表面可以很明显地观察到纳米管阵列。在高倍 SEM 图中，除了 5V 氧化的试样看不到纳米管的横截面，其他电压氧化的试样，则从横截面图中可以清晰地看到纳米管直径和长度。随着氧化电压的增加，纳米管直径和长度增大，然而过高的氧化电压（35V）不能改变纳米管的尺寸，而且在试样表面能够观察到微观腐蚀坑，所以后继实验表征去掉了 NiTi-35V 试样。

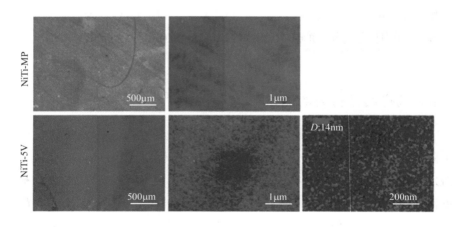

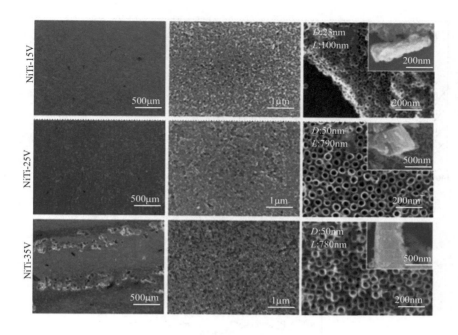

图 4-1　不同试样表面的低倍、高倍 SEM 形貌

NiTi-MP、NiTi-5V、NiTi-15V 和 NiTi-25V 试样表面 XPS 分析结果如图 4-2 所示。XPS 全谱扫描结果如图 4-2(a) 所示。抛光退火试样和氧化退火试样表面相对干净，在表面除了检测到 Ti、Ni、O 元素外，还可以检测到少量的 C、N 元素。C 元素主要来源于试样表面污染，N 元素的浓度一般少于 1at.%（at.%表示原子百分数，全书同）。图 4-2(b) 和图 4-2(c) 分别是不同试样组 Ti 2p 和 Ni 2p 光谱的高分辨率图谱。从图中可以看出，Ti 2p 两个主峰在 459.2eV 和 465.0eV 处，表明 Ti 以 TiO_2 存在。Ni 2p 3/2 和 Ni 2p1/2 主峰分别对应的结合能是 856.4eV 和 874.0eV，表明 Ni 主要以 NiO 存在。

表 4-1 为由 XPS 确定的 NiTi-MP、NiTi-5V、NiTi-15V 和 NiTi-25V 各元素的原子百分比。可以看到，所有氧化试样表面的 Ni/Ti 比率比 NiTi-MP 基体小。NiTi-MP 表面 Ni 的缺失主要是由于在退火过程中 Ti 易于氧化，在表面形成 TiO_2 层，从而导致 Ni 积累到 TiO_2 层下面；一旦外面的 TiO_2 层破坏，潜在的富 Ni 层将会持续释放 Ni 离子。而在阳极氧化过程中，Ti 和 Ni 分别被氧化成 TiO_2 和 NiO。

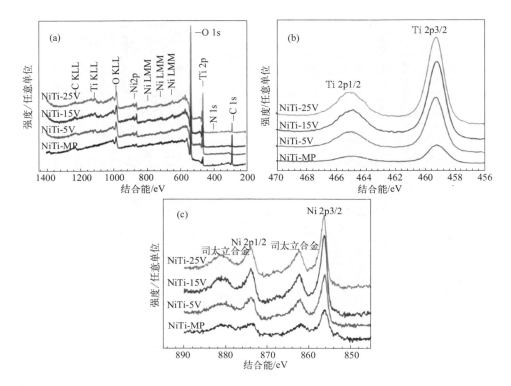

图 4-2 NiTi-MP、NiTi-5V、NiTi-15V 和 NiTi-25V 试样表面 XPS 分析结果

（a）XPS 全谱扫描结果；（b）Ti 2p 高分辨精细光谱；（c）Ni 2p 高分辨精细光谱

由于电解液中氟离子的腐蚀作用，NiO 易于溶解，引起 Ni 离子浓度的减少，从而使氧化退火的试样可能具有更好的生物安全性。

表 4-1 NiTi-MP、NiTi-5V、NiTi-15V 和 NiTi-25V 各元素的原子百分比

试样	原子百分数/at.%					Ni/Ti 原子比
	Ti	Ni	O	C	N	
NiTi-MP	2.8	1.7	60.6	33.8	1.1	0.61
NiTi-5V	8.7	2.3	66.7	21.6	0.7	0.26
NiTi-15V	3.2	3.2	69.1	15.4	0.5	0.27
NiTi-25V	2.9	2.9	70.1	14.0	0.3	0.23

虽然在 NiTi 合金表面通过阳极氧化构建纳米管比在纯 Ti 表面困难，但是第二章中通过调控阳极氧化参数能够制备出所需的纳米管

阵列结构。可以看到，在相同的工艺条件下，Ni-Ti-O 纳米管的直径比 TiO_2 纳米管小。影响纳米管直径的因素主要是合金生长因子 f。纳米管的直径与合金生长因子 f 的关系如下：$f=D/2U$。式中，U 为电极间有效电压；D 为纳米管直径。一般来说，对于阀金属元素来说，f 的范围是 $2\sim4nm/V$。对于纯 Ti 来说，f 值大概是 $2.5nm/V$。而 NiTi 合金生长因子 f 值大概是 $1nm/V$，这就表明 Ni-Ti-O 纳米管混合氧化层的化学溶解速率比单独 TiO_2 氧化层的化学溶解速率快。XPS 表征的结果与上述现象（NiO 易于溶解）相一致。由于纳米管中 Ni/Ti 原子比比 NiTi 合金基体低，NiO 快速的溶解使得制备较长的 Ni-Ti-O 纳米管比较困难。另一个影响纳米管直径的因素是电解液的温度。虽然电解液温度控制在 30℃，但当阳极氧化电压较高时（35V），不能忽略体系的电阻加热效应：一方面，高温加速 Ni-Ti-O 混合氧化层的溶解，因此减小纳米管的直径和长度；另一方面，高温加速活性部位的形成、氧化膜的分解，最终形成肉眼可见的腐蚀坑。这些腐蚀坑缩短通道，引起电流自扩大效应（阳极氧化击穿），进一步加热电化学体系，所以氧化电压较大时，纳米管长度减少。退火处理对氧化试样表面的形貌基本无影响。

图 4-3 为 NiTi-MP、NiTi-5V、NiTi-15V 和 NiTi-25V 试样的 XRD 物相分析图谱。从此图中只能检测到 NiTi 基体的衍射峰，这表明经 450℃退火后，Ni-Ti-O 纳米管具有无定形结构。图 4-4 为 NiTi-25V 试样的透射电镜结果。图 4-4（b）选区电子衍射图谱呈现为一个弥散的光晕，同样验证了无定形结构，这与 XRD 表征结果一致。

研究表明：TiO_2 纳米管无定形结构在 $300\sim500℃$ 退火时可以转变成锐钛矿结构。但 TiO_2 纳米管中掺杂合金元素如铌（Nb）、锆（Zr）和钨（W），可以提高其无定形结构向锐钛矿结构的转变温度。Ni-Ti-O 纳米管在 450℃退火 2h 后，其结构仍是无定形的，如 XRD 和 TEM 图所示，即在 450℃退火后，其结构也不能转变成锐钛矿结构。这也表明了 Ni 离子阻碍其转变成锐钛矿结构。在 $300\sim500℃$氧化处理后，NiTi 合金表面观察不到锐钛矿，但在 $600\sim800℃$氧化处理后，表面可以看到少量的金红石相。这也表明，在高温氧化过程中，在 NiTi 合金表面很难原位生长出锐钛矿相。

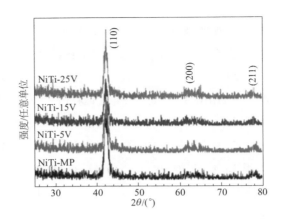

图 4-3　NiTi-MP、NiTi-5V、NiTi-15V 和 NiTi-25V 试样的 XRD 物相分析图谱

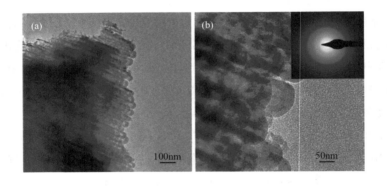

图 4-4　NiTi-25V 试样的透射电镜结果

（a）低倍 TEM 图；（b）高倍 TEM 图，插图为 SAED 图谱

4.1.4　Ni-Ti-O 纳米管阵列腐蚀行为与 Ni 离子释放

图 4-5 为 NiTi-MP、NiTi-5V、NiTi-15V 和 NiTi-25V 试样的动电位极化曲线，所有试样拟合的塔费尔结果见表 4-2。从此图中可以看出，相比于阳极氧化退火试样，NiTi-MP 试样有较高的腐蚀电位 E_{corr}（−0.27V）、较小的腐蚀电流 I_{corr}（1.08×10^{-8}A/cm²）。这表明 NiTi-MP 试样有较低的腐蚀速率和腐蚀趋势。阳极氧化退火试样的耐腐蚀性随着纳米管尺寸的增大而减小，这也被较小的腐蚀电位、较大的腐蚀电流所证实。NiTi-25V 试样在电位 0.92V 时，电流突然

增大，所以除了 NiTi-25V 试样外，其他试样的氧化膜没有明显的击穿。但当电位继续升高时，NiTi-25V 试样迅速发生钝化。由于水解作用，当极化电位约为 1.0V 时，极化电流逐渐增加。理论上水电解的起始电位是 1.23V，甘汞电极（SCE）相对于标准氢电极（SHE）的标准电位是 0.2415V，所以相对于 SCE 的电位 1.0V 来说，已足够分解水。当电位较高时，阳极表面有冒泡现象，这也表明水分子在水解。随着纳米管尺寸的增大，由于较大的比表面积与电解液接触引起电解液/电极界面有较大的离子迁移，其耐腐蚀性能变差。

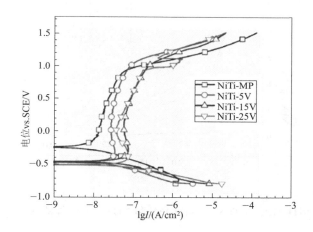

图 4-5　NiTi-MP、NiTi-5V、NiTi-15V 和 NiTi-25V 试样的动电位极化曲线

表 4-2　所有试样拟合的塔费尔结果

试样	腐蚀电位 E_{corr} vs. SCE/V	腐蚀电流密度 $I_{corr}/(A/cm^2)$	阴极 Tafel 斜率 $\beta_c/(V/dec)$
NiTi-MP	−0.27	1.08×10^{-8}	−0.141
NiTi-5V	−0.49	3.20×10^{-8}	−0.139
NiTi-15V	−0.48	5.90×10^{-8}	−0.138
NiTi-25V	−0.53	7.48×10^{-8}	−0.104

图 4-6 是 NiTi-MP、NiTi-5V、NiTi-15V 和 NiTi-25V 试样的 Ni 离子析出图，各组试样浸泡在每天换新的磷酸缓冲盐溶液（PBS）中，在特定时间第 1d、第 5d、第 10d、第 20d 和第 30d 收集 24h 的

液体，用电感耦合等离子质谱仪测定析出的 Ni 离子量。从此图中可以看出，在浸泡第 1d 时析出的 Ni 离子释放最多，随着浸泡时间的延长，试样在 24h 内释放 Ni 离子的量渐减，且阳极氧化试样比抛光的试样释放更多的 Ni 离子量。一般来说，纳米管尺寸越大，释放 Ni 离子量越多。有研究表明，NiTi 合金表面的氧化层可以抑制基体材料 Ni 离子的析出，有助于生物相容性的提高。

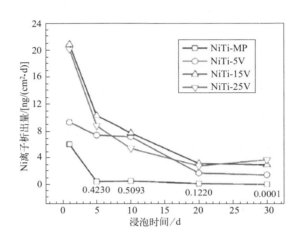

图 4-6 NiTi-MP、NiTi-5V、NiTi-15V 和 NiTi-25V 试样的 Ni 离子析出图

图 4-7 为各组试样在 PBS 溶液浸泡 30d 后的 XPS 光谱图。从此图可看到，NiTi 合金表面氧化层含有一些 NiO，在自发电化学腐蚀过程中，NiO 易溶解在电解液中，所以氧化试样比抛光试样释放更多的 Ni 离子量。由于阳极氧化制备的纳米管阵列具有较大的比表面积，这导致各组试样释放不同的 Ni 离子量。表 4-3 是由 XPS 确定的 NiTi-MP、NiTi-5V、NiTi-15V 和 NiTi-25V 试样在 PBS 浸泡 30d 后的元素浓度。如图 4-6 和表 4-3 所示，随着时间的延长，纳米管中 Ni 离子的释放量可能趋于零，因此不同试样在浸泡很长一段时间后 Ni 离子的释放量可能都接近零。即使阳极氧化试样比抛光试样释放更多的 Ni 离子，但文献指出其释放的 Ni 离子量仍在人体承受极限范围内，所以我们认为阳极氧化试样在生物学上是安全的。

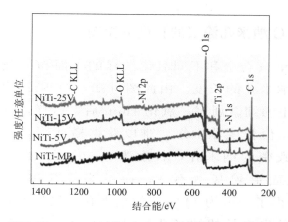

图 4-7　NiTi-MP、NiTi-5V、NiTi-15V 和 NiTi-25V 试样在 PBS 浸泡 30d 后的 XPS 光谱图

表 4-3　由 XPS 确定的各组试样在 PBS 浸泡 30d 后的元素浓度

| 试样 | 元素浓度/at.% | | | | | Ni/Ti |
	Ti	Ni	O	C	N	原子比
NiTi-MP	0.5	0.1	29.0	64.9	5.5	0.20
NiTi-5V	1.6	0.1	36.9	53.3	8.1	0.06
NiTi-15V	5.5	0.1	40.9	49.9	2.6	0.02
NiTi-25V	7.1	1.4	40.2	49.3	2.0	0.20

4.2
Ni-Ti-O 纳米孔涂层的腐蚀行为、Ni 离子释放与长度的依赖关系

在本节的工作中，以 NiTi 合金通过不同氧化时间来制备不同长度的 Ni-Ti-O 纳米孔。利用电化学和分析化学实验分别研究了纳米孔的腐蚀行为、Ni 离子释放与纳米孔长度的依赖关系。

4.2.1　Ni-Ti-O 纳米孔涂层制备

NiTi 合金在含 0.3mol/L NaCl 和 5%（体积分数）H_2O 的乙二醇电解液中以 10V、不同氧化时间来制备不同长度的 Ni-Ti-O 纳米孔（0.55～114μm）。在阳极氧化后，所有试样用去离子水冲洗，在空气自然干。NiTi 合金试样标记为 NiTi，试样氧化 1min 标记为 NP-1，试样氧化 2.5min 标记 NP-2.5，以此类推；试样最多氧化 640min，标记 NP-640。采用抛光镜面的 NiTi 合金作为对比试样。

4.2.2　Ni-Ti-O 纳米孔涂层的长度形貌图

图 4-8 为 NiTi 合金和不同氧化试样的表面和横截面 SEM 形貌，插图中显示了纳米孔的长度。由此图可知，在 NiTi 合金表面只能看到机械抛光产生的细微划痕。氧化 1min 后，试样表面随机产生一些零散的纳米孔，但长度非常短，难以获得横截面。氧化 2.5min 后，试样表面出现致密的纳米孔，长度为 $0.55\mu m$。随着氧化时间的增加，纳米孔表面形貌基本不变，而纳米孔长度线性增加。氧化 640min 后，获得了长度为 $114\mu m$ 的纳米孔。虽然通过进一步延长氧化时间可以制备出更长的纳米孔，但由于内应力的存在，它们的附着力很差，易于脱落。

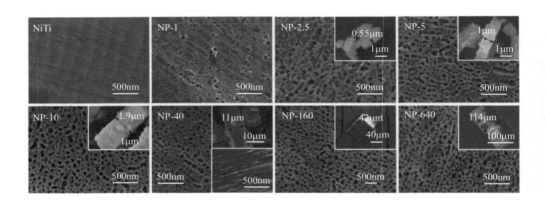

图 4-8　NiTi 合金和不同氧化试样的表面和横截面 SEM 形貌

4.2.3　Ni-Ti-O 纳米孔涂层的腐蚀行为与长度的关系

图 4-9 显示了 NiTi 合金和不同氧化试样的动电位极化曲线。所有试样在 $0\sim1.0V$ 之间的阳极分支中都观察到明显的钝化行为，在阴极分支上的塔费尔区确定的电化学参数如表 4-4 所示。相比于其他氧化试样，NiTi 合金拥有最高的腐蚀电位（$-0.19V$）和腐蚀电流密度（$1.60\times10^{-7}A/cm^2$）。氧化 1min 后，腐蚀电流密度降低到 $8.34\times10^{-8}A/cm^2$；氧化时间增加到 2.5min 时，电流密度又升高到 $2.63\times10^{-7}A/cm^2$。当氧化时间增加到 5min 时，电流密度又减少到

$6.31 \times 10^{-8} \mathrm{A/cm^2}$。随着氧化时间的延长，即纳米孔长度的增加，腐蚀电流密度逐渐降低。

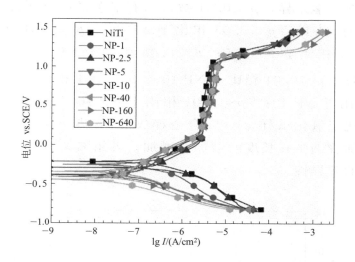

图 4-9　NiTi 合金和不同氧化试样的动电位极化曲线

表 4-4　所有试样拟合的塔费尔结果

试样	腐蚀电位 E_{corr} vs. SCE/V	腐蚀电流密度 $I_{corr}/(\mathrm{A/cm^2})$	阴极 Tafel 斜率 $\beta_c/(\mathrm{V/dec})$
NiTi	−0.19	1.60×10^{-7}	0.15
NP-1	−0.23	8.34×10^{-8}	0.14
NP-2.5	−0.27	2.63×10^{-7}	0.13
NP-5	−0.37	6.31×10^{-8}	0.17
NP-10	−0.37	8.16×10^{-8}	0.20
NP-40	−0.32	6.30×10^{-8}	0.21
NP-160	−0.39	3.89×10^{-8}	0.20
NP-640	−0.35	2.30×10^{-8}	0.18

4.2.4　Ni-Ti-O 纳米孔涂层 Ni 离子释放与长度的关系

NiTi 合金和氧化试样在 3mL PBS 中浸泡 24h 后释放 Ni 离子浓度直方图如图 4-10 所示。图中数据表示为均值±标准误差的形式，采用 IBM SPSS Statistic 21.0 软件中的单因素方差分析（ANOVA）和 Student-Newman-Keuls（SNK）检验比较各组间差别。$p < 0.05$ 被认为有统计学差异，$p < 0.01$ 被认为有显著的统计学差异。$^{@@}$ $p < 0.01$ 相比于 NiTi；* $p < 0.05$ 相比于 NP-1；** $p < 0.01$ 相比于 NP-1；$^{\#\#}$ $p < 0.01$ 相比于 NP-2.5；$^{\$}$ $p < 0.05$ 相比于 NP-5；$^{\$\$}$ $p < 0.01$ 相比于 NP-5；$^{!!}$ $p < 0.01$ 相比于 NP-10；$^{\wedge}p < 0.01$ 相比于 NP-40；$^{\wedge\wedge}p < 0.01$ 相比于 NP-40；$^{\&\&}p < 0.01$ 相比于 NP-160。从图中很清晰地看到，相比于氧化试样，NiTi 合金释放的 Ni 离子量最低，Ni 离子释放浓度随着纳米孔长度的增加而增加，各组氧化试样释放 Ni 离子量有明显的差异性。

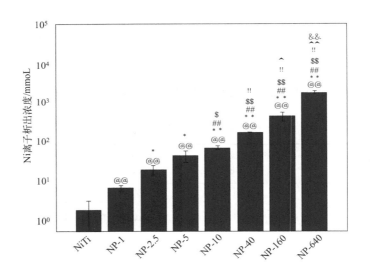

图 4-10　NiTi 合金和氧化试样在 3mL PBS 中浸泡 24h 后释放 Ni 离子浓度直方图

　　NiTi 合金由于其独特的力学性能和其他优异性能广泛应用于生物医学领域。然而，基体材料释放 Ni 离子可能会引起生物安全问题。众所周知，Ni 离子释放是由于电化学腐蚀造成，可以用腐蚀电流密度来评价。然而，此节中，Ni 离子释放与腐蚀电流密度不匹配。一个可能的原因是纳米孔中 Ni 离子在水溶液中有较高的化学溶解度，这不能由电化学测试来反映。由于氧化过程中所用的是 NaCl 电解液，纳米孔中部分 Ni 将会形成水溶性的 $NiCl_2$。在与 PBS 溶液接触后，将会自发溶解，导致在溶液中有较高的 Ni 离子浓度。虽然 Ni 是人体必需的微量元素之一，以前的研究表明培养基中 Ni 离子浓度达到 0.2mmol/L 时，将会对内皮细胞和成纤维细胞有毒性影响。虽然成骨细胞的 Ni 离子毒性阈限值是不清楚的，但是我们的预期值是 0.2mmol/L 左右。第五章将会详细介绍纳米孔的生物相容性。

4.3
退火温度对 NaCl 体系中 Ni-Ti-O 纳米孔的腐蚀行为、Ni 离子释放的影响

众所周知，生物材料的耐蚀性可以通过适当的表面处理得到改善。近年来，由于阳极氧化具备低成本、可重复性以及其他令人满意的特性，在阀金属元素及其合金表面进行阳极氧化得到的氧化膜很受人们的青睐。4.2 节结果已经证明了通过阳极氧化在 NiTi 合金表面构建纳米孔层可以提高其耐蚀性。退火处理是一种传统的热处理工艺，已成功应用于提高钛基合金的耐腐蚀性能及其他性能。退火能改善 TiO_2 纳米管很多性能，如耐腐蚀性、抗菌活性和生物相容性。Mazare 和同事已经证明了 TiO_2 纳米管在最佳退火温度（650～750℃）退火时，会产生较低的腐蚀电流密度，且具有良好的抗菌活性和血液相容性。Yeniyol 等报道了掺 Ag 的 TiO_2 纳米管经过退火后，在牙植入体的黏膜部分会表现出可再生的抗菌能力。根据以往的研究结果，我们假设退火可能会影响 Ni-Ti-O 纳米孔的腐蚀行为。在本节工作中，研究了不同退火温度对 NaCl 体系下纳米孔腐蚀性能的影响，旨在优化退火工艺以产生理想的耐蚀性，从而更好地进行临床应用。

4.3.1　不同试样制备

将 NiTi 合金在 0.3mol/L NaCl 和 5.0%（体积分数）H_2O 的乙二醇电解液中于 37℃、10V 氧化 10min，制备 Ni-Ti-O 纳米孔。制备的纳米孔在不同的温度（200℃、400℃和 600℃）退火 2h，升温和降温速率都是 3℃/min，试样表示为 NP-200、NP-400、NP-600。以氧化试样作为对照试样，表示为 NP。

4.3.2　退火温度对试样结构的影响

图 4-11 为不同试样的表面、亚表面和横截面 SEM 形貌，图的顶端显示了试样标号。从此图中可以观察到，NP-600 表面没有完整均匀的膜层结构，只能观察到部分碎片，这是由于较高温度退火后纳米孔与基体的分离。相比之下，其他组试样可以清楚地看到表面不规则的纳米孔层和亚表面的有序纳米孔结构。除了 NP-600 外，其他试样从高倍 SEM 图可以观察到试样的横截面。一种可能的解释是：当温度足够高时，纳米孔/基体界面的氧化物生长和相变增加了内应力，削弱了黏附强度，所以 NP-600 纳米孔层脱落。随着退火温度的升高，纳米孔层的长度略有减少，从 2.78μm（NP）减小到 2.05μm（NP-400）。这是由于高温导致纳米孔层的烧结，变得相对致密。NP-600 在后续实验中由于其表面完整性的失效而被去掉。

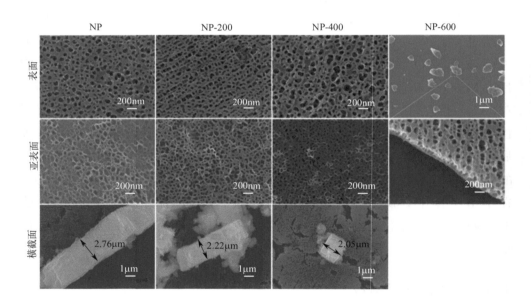

图 4-11　不同试样的表面、亚表面和横截面 SEM 形貌

图 4-12 为不同试样的 XRD 图谱。其中，三个主要峰分别出现在 42.8°、61.3°和 78°，分别对应 NiTi 基体的（110）晶面、（200）晶面和（211）晶面。NiTi、NP、NP-200 之间没有差异；而在 NP-400

中，可以观察到锐钛矿相的（101）、（004）和（112）三个峰。4.1节中结果表明，在450℃退火后，NiTi合金表面构建的Ni-Ti-O纳米管仍为无定形结构。有其他研究表明，Ni-Ti-O纳米管从无定形结构到结晶相的转变温度高达600℃，而且退火后只能检测到金红石相。这一结果似乎与此处研究结果不同。这是由于Ni在TiO_2中的存在可能以剂量依赖性的方式提高相变温度。在Ni-Ti-O纳米管中，Ni元素含量约为30at.%；而在纳米孔层中，大约只有20at.%。这表明相比于纳米管，纳米孔中Ni抑制相转变的作用更弱，从而导致了纳米孔在相对较低的退火温度（400℃）产生了锐钛矿相。

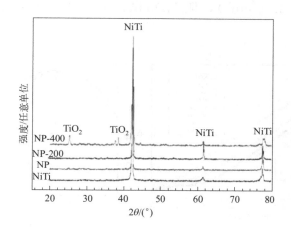

图 4-12 不同试样的 XRD 图谱

4.3.3 退火温度对腐蚀行为的影响

电化学阻抗谱（EIS）检测是一种无损检测方法，在测试过程中不仅不会明显加快腐蚀反应的进行，还能较为明显地反映出电化学反应界面的变化，故近年来已经被广泛用来监测材料在腐蚀体系中的腐蚀行为。

所有试样在PBS中于37℃相对于开路电位（OCP）进行阻抗测试，试样的波特（Bode）图如图4-13所示。图4-13（a）是阻抗-频率曲线，图4-13（b）是相位角-频率曲线。从阻抗-频率曲线中可以看出，在高频区域，阻抗几乎与频率无关，相位角接近0°，这体现了电阻行为，对应的是参比电极和工作电极之间电解液的电阻。在中频区域，阻抗与频率呈线性关系，对应的是电极/电解液界面的电容行为。根据以上分析，对实验数据建立模型，试样拟合的 EIS 结果如表 4-5 所示，等效电路如图 4-13（a）插图所示。这些参数的定义如下：R_s 为工作电极和参比电极间测试电解液的电阻；R_p 为电极/电解液界面的极化电阻；CPE 为氧化膜层的电容。从表 4-5 可以看出，对于 NiTi 合金，极化电阻（R_p）为 $8.64 \times 10^5 \Omega \cdot cm^2$。在氧化后，$R_p$ 增加了几个数量级，经退火处理后，进一步增加了 R_p 值，尤其是 200℃退火处理。在所有试样中，NP-200 拥有最高的极化电阻（$1.13 \times 10^8 \Omega \cdot cm^2$），阻抗测试表明 NP-200 有最好的耐腐蚀性能。

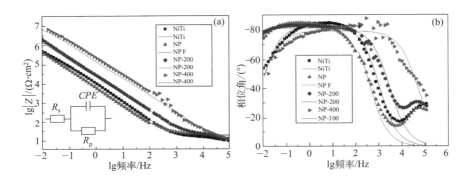

图 4-13　试样的波特图

（a）阻抗-频率曲线；（b）相位角-频率曲线；（a）中的左下角插图显示了所拟合用的等效电路

表 4-5　试样拟合的 EIS 结果

试样	拟合参数			
	R_s/Ω	$R_p/(\Omega \cdot cm^2)$	$CPE/(\mu F/m^2)$	n
NiTi	15.81	8.64×10^5	1.83×10^{-5}	0.93
NP	22.53	3.56×10^6	2.40×10^{-5}	0.93
NP-200	20.18	1.13×10^8	6.61×10^{-5}	0.91
NP-400	10.31	1.30×10^7	1.29×10^{-6}	0.88

图 4-14 显示了所有试样的动电位极化曲线，由 Tafel（塔费尔）外推法拟合得到的电化学参数如表 4-6 所示。所有曲线的阴极分支在

腐蚀电流密度（I_{corr}）的半对数尺度上都表现出良好的线性关系，因此拟合结果的准确性是可以确定的。相比于其他试样，NiTi 合金拥有最高的腐蚀电流密度（$8.64 \times 10^{-7} A/cm^2$），这表明 NiTi 合金有最快的腐蚀速率。在所有试样中，NP-200 拥有最低的 I_{corr}（$1.22 \times 10^{-8} A/cm^2$），这与 EIS 得到的结果相似。EIS 结果与动电位极化曲线结果一致表明，NP-200 拥有最好的耐腐蚀性能。

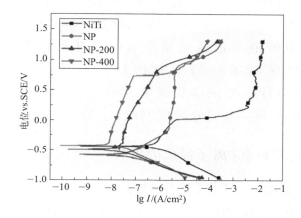

图 4-14   所有试样的动电位极化曲线

表 4-6   试样应用 Tafel 外推法拟合得到的电化学参数

试样	腐蚀电位 E_{corr} vs. SCE/V	腐蚀电流密度 $I_{corr}/(A/cm^2)$	阴极 Tafel 斜率 $\beta_c/(V/dec)$
NiTi	−0.27	8.64×10^{-7}	0.226
NP	−0.41	2.45×10^{-7}	0.301
NP-200	−0.33	1.22×10^{-8}	0.112
NP-400	−0.27	2.16×10^{-7}	0.197

对大多数金属及其合金来说，电化学腐蚀与其表面氧化物层的特性密切相关。对于 NiTi 合金，自然形成的氧化膜层太薄，甚至于不能有效抑制离子在基质/电解液界面的运输，这表现为较低的 R_p 和较高的 I_{corr}（表 4-5 和表 4-6）。值得注意的是，虽然氧化膜是多孔结构，但是它的直径是纳米级的，长度是微米级的，氧化纳米孔的厚度为 $2.76 \mu m$。这意味着电解液不可能很容易地渗透到基体/纳米

孔层界面，因为纳米孔底部的空气可能不容易排出。通过水热处理后 TiO₂ 纳米管从顶部到底部的 Zn 或 Sr 元素浓度的降低，也证实了这一假设。试样在空气中退火对 NiTi 合金的腐蚀行为起着双重作用：一方面，退火将进一步促进基体的氧化，使纳米孔底部的氧化物膜增厚和变致密，这将提高离子运输的能量障碍，从而提高合金的耐蚀性或耐腐蚀性能（如 NP-200）；另一方面，在较高温度退火可以使无定形氧化物转变成结晶态（如 NP-400）。纳米孔相转变将会生成额外的内应力，因此会使界面结合强度变弱，甚至有时会产生微裂纹，可作为电解液渗透的通道，从而降低其耐腐蚀性能。所以，NP-200 试样呈现出最好的耐腐蚀性能。通过较高的退火温度（600℃），界面结合强度削弱也证实了这点。如从图 4-11 中可以看出，在 600℃退火后，大部分涂层剥落。

4.3.4 退火温度对 Ni 离子释放的影响

图 4-15 显示的是不同试样 Ni 离子释放水平。该图中统计学差异如下：$^{**}p < 0.01$ 相比 NiTi 合金，$^{##}p < 0.01$ 相比 NP，$^{\&\&}p < 0.01$ 相比 NP-200。

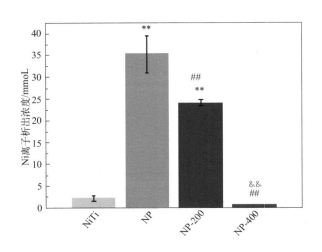

图 4-15 不同试样 Ni 离子释放水平

由图 4-15 显然可观察到，与其他组试样相比，氧化试样释放的

Ni 离子量最大。释放量随退火温度的升高而降低。当在 400℃ 退火时，其释放量甚至低于 NiTi 合金。基体的电化学腐蚀和表面氧化膜的化学溶解都有助于 Ni 离子的释放。众所周知，对于抛光 NiTi 合金来说，较高的耐蚀性通常意味着 Ni 离子的释放较少，这说明电化学腐蚀是 Ni 离子释放的主要原因。然而，当比表面积足够大时，如通过阳极氧化在 NiTi 合金表面生成 Ni-Ti-O 纳米管/孔后，氧化膜的化学溶解可能影响 Ni 离子的释放，前面 4.1 节的工作证实了这一点。Ni-Ti-O 纳米孔比表面积较大，与电解液的接触面积明显增加，从而释放的 Ni 离子含量较高。在相对较高的温度（400℃）下退火氧化物结晶，可改善其化学稳定性，从而大大降低了 Ni 离子的释放，所以 NP 试样（纳米孔试样）显示最高的 Ni 离子释放量。

4.4
退火温度对 NaBr 体系中 Ni-Ti-O 纳米孔的腐蚀行为、Ni 离子释放的影响

在 NaCl 体系中制备的 Ni-Ti-O 纳米孔涂层，在 600℃ 退火后，试样表面的纳米孔层会有脱落。但在许多情况下，需要较高的温度进行退火处理。有研究表明，较高的结晶度有利于耐腐蚀性能和抗菌性能等的提高，也有利于降低 Ni 离子的释放。然而，4.3 节中显示，在 NaCl 体系中制备的纳米孔涂层不能承受较高的退火温度，因为 600℃ 退火会导致纳米孔涂层剥落。所以，本节在 NaBr 体系中制备 Ni-Ti-O 纳米孔时，预期此试样能够承受较高温度的退火，有望使其结晶化，提高耐腐蚀性；同时，降低 Ni 离子释放。本节研究了退火温度对 NaBr 体系中 Ni-Ti-O 纳米孔的腐蚀行为与 Ni 离子释放的影响。

4.4.1 不同试样制备

将 NiTi 合金在含 0.48mol/L NaBr 和 5.0%（体积分数）H_2O 的乙二醇电解液中于 37℃、10V 氧化 10min，制备的 Ni-Ti-O 纳米孔在不同的温度（200℃、400℃、600℃ 和 800℃）退火 2h，升温和降温速率都是 3℃/min。试样表示为 NP-200、NP-400、NP-600、NP-

800，以纳米孔试样（NP）作为对照试样。

4.4.2 退火温度对试样结构的影响

不同试样的表面、亚表面和横截面 SEM 形貌如图 4-16 所示，图顶端显示的是试样标号。氧化试样最外层表面是不规则的纳米孔层，平均长度为 2.94μm。将不规则的纳米孔去掉后，暴露出规则的纳米孔结构。NP-200、NP-400、NP-600 与氧化试样的表面、亚表面没有明显区别。然而，NP-800 可以大部分暴露出亚表面有序的纳米孔结构，宏观图片也表现出有一定的膜脱落（照片未显示），所以 NP-800 不再进行后续实验。退火温度对纳米孔的孔径基本没有影响。纳米孔的长度随着退火温度的升高而减小，从 2.67μm（NP-200）减小到 1.24μm（NP-800），这与 NaCl 体系中的研究结果相似。同时也可看出，在 NaBr 体系中制备的纳米孔可以承受更高温度的退火处理。NaCl 体系中纳米孔涂层在 600℃时退火，纳米孔层会脱落。这可能是由于相比于 NaBr 体系中的结构（直径为 60～75nm），NaCl 体系中制备的结构直径较小（50～60nm），与基体的热膨胀系数差别较大。所以，在 NaCl 体系中 600℃ 退火时，纳米孔涂层呈现为脱落。

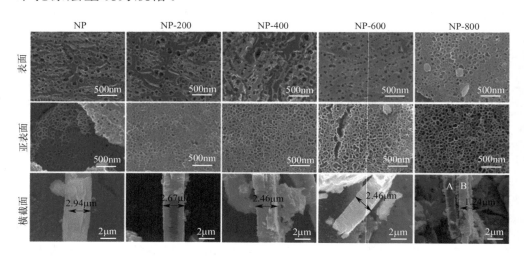

图 4-16 不同试样的表面、亚表面和横截面 SEM 形貌

图 4-17 为不同试样的 XRD 图谱。该图中#代表 NiTi 合金基质，A 代表锐钛矿相，R 代表金红石相；＊代表 Ni_3Ti 相。其中，三个主要峰分别出现在 $42.8°$、$61.3°$ 和 $78°$，分别对应 NiTi 基质的 （110）晶面、（200）晶面和 （211）晶面。NiTi、NP、NP-200 试样之间没有差异；而在 NP-400 中，可以观察到锐钛矿相 （101）晶面、（004）晶面、（200）晶面和 （105）晶面的四个峰，此结果与在 NaCl 体系中的结果相一致。由于纳米孔中含有较少的 Ni，所以会在 400℃ 时开始出现结晶转变。在 600℃ 以上时会有金红石相和 Ni_3Ti 相生成；800℃时，Ni_3Ti 相的结晶度更高和结晶含量增加。在 800℃ 退火的过程中，由于新相与原来相体积的不同 （比如 Ni_3Ti 相的产生），发生膨胀，导致部分膜层脱落。

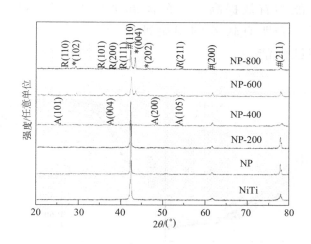

图 4-17 不同试样的 XRD 图谱

4.4.3 退火温度对腐蚀行为的影响

所有试样在 PBS 中于 37℃ 相对于开路电位 （OCP） 进行阻抗测试，试样的波特图如图 4-18 所示。从模系数 $|Z|_{f\to0}$ 值的大小可以评估其腐蚀速率，较大的 $|Z|_{f\to0}$ 值表明较低的腐蚀速率。如图 4-18 （a） 所示，不同试样的 $|Z|_{f\to0}$ 值比较如下：NP-200/NP-400≫NP＞NiTi＞NP-600。这表明退火 （除 NP-600 以外） 可以显著改善合金的耐腐蚀性能。从图 4-18 （b） 相位角-频率曲线可以看到，关于最

大相位角是不对称的，所有试样的波特曲线有相同的趋势。在高频区域，阻抗是恒定的，相位角趋于 0°，这表明阻抗与工作电极/参比电极间的溶液电阻有关。从中频区域到低频区域，阻抗与频率呈线性关系，相位角趋于 $-90°$，这表明试样形成的氧化物层比较稳定，电极与电解液界面有较高的电容行为。

根据上面的分析，等效电路如图 4-18（a）所示，不同试样拟合的 EIS 结果见表 4-7。此表中拟合参数定义如下：R_s 为工作电极与参比电极之间电解液的电阻；R_p 为电极与电解液界面之间的极化电阻；CPE 为氧化物膜层的电容。对于 NiTi 合金，极化电阻为 $6.48 \times 10^5 \Omega \cdot cm^2$；氧化后，$R_p$ 增加到 $2.18 \times 10^6 \Omega \cdot cm^2$，增加了几个数量级，退火处理可进一步增加极化电阻值。这也证实退火处理（200/400℃）能够有效提高试样的耐腐蚀性能。但 NP-600 试样有较小的极化电阻，表明有较差的耐腐蚀性能，600℃ 退火处理降低了氧化试样的耐腐蚀性能。

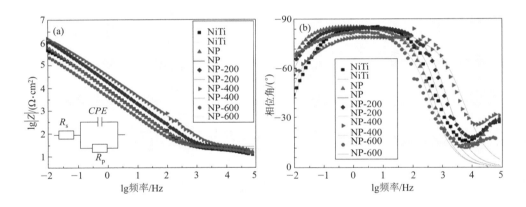

图 4-18　不同试样的波特图

（a）阻抗-频率曲线，（a）中的左下角插图显示了所拟合用的等效电路；（b）相位角-频率曲线

表 4-7　不同试样拟合的 EIS 结果

试样	拟合参数			
	R_s/Ω	$R_p/\Omega \cdot cm^2$	$CPE/(\mu F/cm^2)$	n
NiTi	17.97	6.48×10^5	1.98×10^{-5}	0.93
NP	26.65	2.18×10^6	1.99×10^{-5}	0.94
NP-200	21.81	2.84×10^6	9.25×10^{-6}	0.93

试样	拟合参数			
	R_s/Ω	$R_p/\Omega \cdot cm^2$	$CPE/(\mu F/cm^2)$	n
NP-400	20.27	3.17×10^6	5.55×10^{-6}	0.87
NP-600	21.16	8.89×10^5	4.28×10^{-5}	0.90

所有试样在 PBS 中的耐腐蚀性能进一步通过动电位极化测试进行研究，不同试样的动电位极化曲线如图 4-19 所示。不同试样由塔费尔外推法拟合的电化学极化参数如表 4-8 所示。由图 4-19 和表 4-8 可知，相比于 NiTi 合金，NP 和退火 NP 试样（除了 NP-600）有较高的腐蚀电位和较低的腐蚀电流。这表明 NP、NP-200 和 NP-400 有较好的耐腐蚀性能，NP-600 有较差的耐腐蚀性能，与 EIS 的结果相一致。相比于 NaCl 体系，本体系在较宽的温度范围内有较好的耐腐蚀性能。所有试样没有明显的击穿现象。当退火温度增加到 600℃时，耐腐蚀性变差的一个可能的原因是较高的退火温度引起纳米孔的收缩变形（横截面图中纳米孔的长度变短）和界面结合力弱化，有利于电解液渗透到基体/纳米孔涂层的界面。如退火温度达到 800℃时出现纳米孔层脱落，则是一个很好的退火温度升高导致界面结合力弱化的佐证（图 4-16）。总之，NP-200 具有最高的极化电阻、腐蚀电位和最低的腐蚀电流密度，故耐腐蚀性最好，200℃退火能显著提高耐腐蚀性能。

表 4-8　不同试样由塔费尔外推法拟合的电化学极化参数

试样	腐蚀电位 E_{corr} vs. SCE/V	腐蚀电流密度 $I_{corr}/(A/cm^2)$	阴极 Tafel 斜率 $\beta_c/(V/dec)$
NiTi	−0.28	7.40×10^{-7}	0.207
NP	−0.36	3.49×10^{-8}	0.157
NP-200	−0.15	1.99×10^{-8}	0.109
NP-400	−0.25	3.15×10^{-8}	0.130
NP-600	−0.30	3.15×10^{-7}	0.102

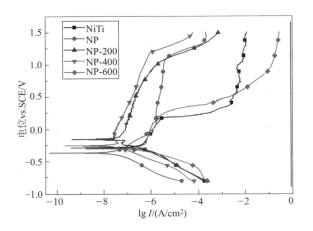

图 4-19 不同试样的动电位极化曲线

4.4.4 退火温度对 Ni 离子释放的影响

不同试样的 Ni 离子析出浓度如图 4-20 所示。该图中统计学差异表示为：$^{**}p<0.01$ 相比于 NiTi 合金；$^{\#\#}p<0.01$ 相比于 NP；$^{\&\&}p<0.01$ 相比于 NP-200。很明显相比于其他试样，NP 试样有最高的 Ni 离子释放量，NiTi 合金有较少的 Ni 离子释放量，这与前面 4.3 节中的结果相一致。Ni 离子释放量随着退火温度的升高而减少，200℃退火使 Ni 离子的释放量降低了 50% 以上，而 400℃ 和 600℃ 退火甚至使其低于 NiTi 合金基体的释放水平。这是由于化学溶解是 Ni 离子释放的主要原因。由于采用 Br 离子作为侵蚀离子制备 Ni-Ti-O 纳米孔层，在反应过程中纳米孔层会残留部分 $NiBr_2$，而 $NiBr_2$ 极易溶于水。因此，未经退火的氧化试样在浸泡过程中会因 $NiBr_2$ 溶解而释放大量 Ni 离子。经退火处理后，$NiBr_2$ 逐渐分解，其中的 Ni 与空气中的 O_2 结合生成 NiO。NiO 在水溶液中转变为微溶于水的 Ni（OH）$_2$ 并持续释放少量 Ni 离子。相比于 NP-400 试样，NP-600 试样释放较多的 Ni 离子。这是由于 NP-600 有较差的耐腐蚀性能，所以在与溶液接触后，释放较多的 Ni 离子。

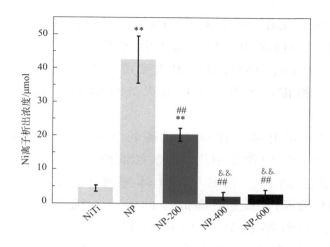

图 4-20　不同试样的 Ni 离子析出浓度

4.5
本章小结

（1）通过不同阳极氧化电压在 NiTi 合金表面制备出不同尺寸的 Ni-Ti-O 纳米管涂层，经 450℃退火 2h 后，纳米管结构仍为无定形结构。由于在电场作用下，化学腐蚀优先溶解纳米管中的 Ni 离子，所以相比于 Ni-Ti-O 纳米管，抛光 NiTi 合金基体释放较少的 Ni 离子。纳米管的尺寸对 NiTi 合金的腐蚀行为、Ni 离子释放有显著影响。相比于抛光 NiTi 合金，氧化退火后试样由于其较大的比表面积，因而有更好的耐腐蚀性能和更多的 Ni 离子析出，且比表面积越大，腐蚀性越差，释放的 Ni 离子越多。

（2）在 NaCl 体系中，通过不同的氧化时间，在 NiTi 合金表面制备出不同长度（0.55～114μm）的 Ni-Ti-O 纳米孔涂层。相比于 NiTi 合金，所有氧化试样都显示出较低的腐蚀电流和更多的 Ni 离子释放。这表明 Ni 离子的释放主要受化学溶解而不是电化学腐蚀所控制。

（3）NiTi 合金在 NaCl 电解液体系中经阳极氧化在其表面制备的 Ni-Ti-O 纳米孔涂层，在 200～400℃退火处理时仍可以保持完好的纳米孔结构。纳米孔在 200℃ 退火为无定形结构，而退火温度上升到 400℃ 时产生了锐钛矿相。与未退火的试样相比，退火处理提高了耐蚀性、减少了 Ni 离子的释放。退火温度为 200℃ 时赋予纳米孔涂层最好的耐腐蚀性能，但在 400℃ 退火处理时显著减少 Ni 离子的释放量。

（4）在 NaBr 电解液体系中制备的 Ni-Ti-O 纳米孔涂层，当退火温度小于 800℃ 时纳米孔层保持完整的结构，且可以部分去掉表面的无序层结构。相比 NaCl 体系中的退火温度只能低于 600℃，此体系可以承受更高温度的退火。随着退火温度的升高，纳米孔从无定形结构转变成锐钛矿相（400℃）和金红石相（600℃）。200℃ 退火处理显著增强其耐蚀性，400℃ 退火显著减少 Ni 离子的释放。

医用 NiTi 合金
阳极氧化与表面处理

第五章
NiTi 合金表面纳米涂层的生物学性能

NiTi 合金由于其独特的形状记忆效应、超弹性和较好的生物相容性，已经广泛应用于生物医学领域。然而，由于 NiTi 合金本身的生物惰性且没有很好的抗菌或肿瘤抑制能力，Ni 离子的生物学性能仍存在较大的争议。本章介绍了 NiTi 合金表面 Ni-Ti-O 纳米涂层的生物相容性、抗菌性能、抑制肿瘤细胞生长能力，旨在为 NiTi 合金生物学应用提供综合评价。除了应关注 Ni 离子的释放量之外，不应只关注 Ni 离子释放的过敏反应、致癌作用，还应从选择性抑制癌细胞生长和抗菌等方面着手，以综合评价 Ni 离子的生物学特性。

5.1
Ni-Ti-O 纳米管阵列涂层的细胞相容性

5.1.1　试样制备

具体试样制备请参见第四章 4.1.1 节。

5.1.2　Ni-Ti-O 纳米管阵列涂层的细胞相容性

当植入体材料植入人体后，其表面会与体内的细胞、骨组织发生一系列生化反应，因此评价材料的表面与组织的生物相容性显得尤为重要。体外培养是衡量生物材料组织相容性以及生物毒性的最简便、最高效的方法，细胞的体外培养可以模拟体内的微环境，在短期内检测出生物材料对细胞相容性的影响。因此，可通过体外培养细胞对植入体材料进行初期评价。

图 5-1 为成骨细胞在各组试样表面培养 1d 后的活/死荧光染色图，图顶端为试样标号，染色后在激光共聚焦显微镜下，活细胞呈现绿色，死细胞呈现红色。从此图中可以看出，所有试样表面都没有死细胞，氧化后的试样表面有更多的细胞数量，不同氧化电压试样表面的细胞毒性则基本上没有区别。NiTi-MP 试样表面的细胞有铺展现象，但阳极氧化退火后试样表面的细胞铺展更好，能够看到交叉的伪足。图 5-2 为成骨细胞在各组试样表面培养 3d 后的活/死荧光染色图。细胞在试样表面培养 3d 后，所有试样表面的细胞数量明显比 1d 多，抛光试样和氧化试样表面的细胞数量明显不同；同时，

也可以观察到，NiTi-25V 试样表面的荧光强度显著高于其他组试样，表明表面细胞数量最多。

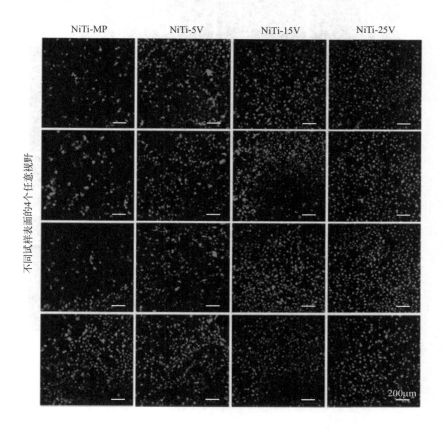

图 5-1　成骨细胞在各组试样表面培养 1d 后的活/死荧光染色图

　　采用大量表面改性技术以抑制 Ni 离子的析出，从而改进 NiTi 合金的细胞相容性被广泛报道。4.1 节中结果表明，NiTi-25V 试样释放较多的 Ni 离子，这也表明 NiTi 合金中 Ni 离子的释放水平对成骨细胞没有明显的毒副作用，甚至有一定的促进作用。Gursoy 等也发现，少量 Ni 离子可以促进上皮细胞的增殖，但是在高浓度时有毒害作用。除了 Ni 离子释放对细胞相容性有影响外，生物材料表面形貌对其也有很大影响。合适的表面形貌，如高度有序垂直导向的纳米管结构，能够增强细胞活性和促进细胞增殖，这与我们的实验结果相一致。

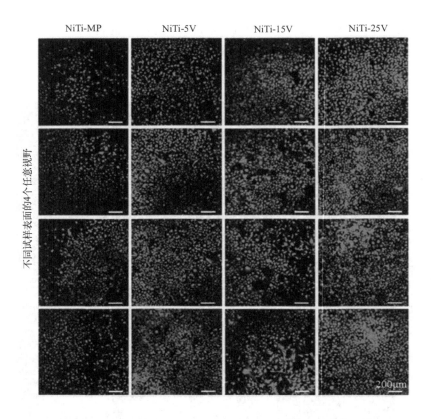

图 5-2　成骨细胞在各组试样表面培养 3d 后的活/死荧光染色图

5.2
Ni-Ti-O 纳米孔涂层细胞相容性、抗菌性能与长度的依赖关系

5.2.1　试样制备

具体试样制备请参见第四章 4.2.1 节。

5.2.2　Ni-Ti-O 纳米孔涂层生物相容性与长度的关系

图 5-3 为成骨细胞在不同试样表面培养的活/死荧光染色图，图 5-3（A）～图 5-3（C）分别为细胞在试样表面培养 1d、3d、5d 后的结果。在培养 1d 后［图 5-3（A）］，试样 NiTi 合金、NP-1、NP-2.5、

NP-5、NP-10 能够很好地支持细胞生长，在其表面检测到较强的绿色荧光；进一步增加纳米孔的长度，试样表面呈现出较弱的绿色荧光，表明活细胞数量的减少。随着培养时间的延长［图 5-3（C）］，NiTi合金、NP-1、NP-2.5、NP-5、NP-10 和 NP-40 表面细胞的数量逐渐增加。相反，NP-160 和 NP-640 则显示出了严重的细胞毒性，表现为较弱的绿色荧光和一定的红色荧光。若再延长培养时间［图 5-3（C）］时，则显示与培养 3d 结果［图 5-3（B）］相同的趋势。

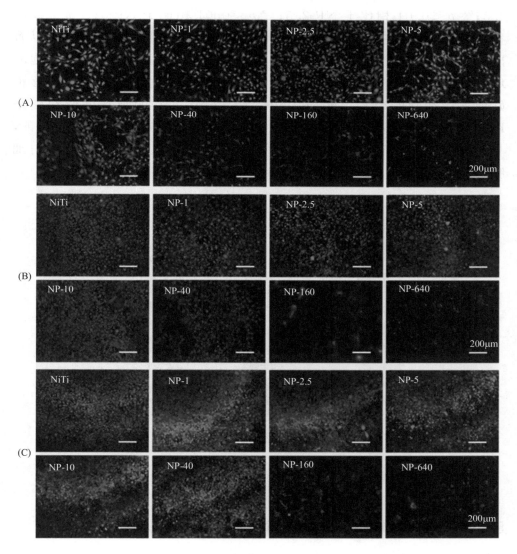

图 5-3　成骨细胞在不同试样表面培养的活/死荧光染色图：1d（A）；3d（B）；5d（C）

CCK-8 法测试是用酶联免疫检测仪在 450nm 波长处测定其光吸收值，可间接反映活细胞的数量。该方法已被广泛用于一些生物活性因子的活性检测、大规模抗肿瘤药物筛选、细胞增殖实验、细胞毒性实验以及药敏实验等。

成骨细胞在不同试样表面培养 1d、3d 和 5d 的 CCK-8 法结果见图 5-4。该图中统计学差异表示如下：* $p < 0.05$ 相比于 NiTi；** $p < 0.01$ 相比于 NiTi；## $p < 0.01$ 相比于 NP-1；& $p < 0.05$ 相比于 NP-2.5；&& $p < 0.01$ 相比于 NP-2.5；\$\$ $p < 0.01$ 相比于 NP-5；!! $p < 0.01$ 相比于 NP-10；++ $p < 0.01$ 相比于 NP-40。从此图中吸光度值可以看出，NiTi 合金、NP-1、NP-2.5、NP-5、NP-10、NP-40 接种细胞的培养基吸光度值随着培养时间的延长而增加，说明这些试样能够很好地支持细胞的生长。然而，NP-160 和 NP-640 的吸光度值在整个培养过程中始终处于较低水平，没有变化，这是较高毒性的佐证，与其他试样组之间具有显著的统计学差异。CCK-8 法定量结果与细胞活/死荧光染色结果相一致。

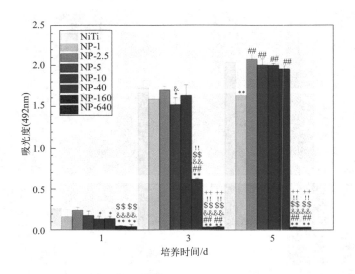

图 5-4　成骨细胞在不同试样表面培养 1d、3d 和 5d 的 CCK-8 法结果

5.2.3　Ni-Ti-O 纳米孔涂层抗菌性能与长度的关系

利用平板计数法测定了不同试样的抗菌性能。图 5-5 是金黄色葡

医用 NiTi 合金
阳极氧化与表面处理

萄球菌悬浮液在试样表面培养 24h 后的菌落平板计数实验照片，图左端是不同试样在 PBS 溶液中浸泡的天数。培养皿中白色斑点代表了聚集的细菌菌落。从此图中可以看出，平板上的菌落数随着纳米孔长度的增加而减少。在 NP-40、NP-160 和 NP-640 试样对应的平板上基本上检测不到任何菌落。即使所有试样在 PBS 中浸泡 11d 后，所有氧化试样均显示了较好的抗菌能力，表现为相比于空白对照组其他试样菌落要少很多，尤其是 NP-10、NP-40、NP-160 和 NP-640 试样对应的平板上仅仅有几个菌落。不同试样抗菌率直方图如图 5-6 所示。该图中统计学差异表示如下：** $p < 0.01$ 相比于 NiTi 合金；$^{##}$ $p < 0.01$ 相比于 NP-1；$^{\&\&}$ $p < 0.01$ 相比于 NP-2.5；$^{\$\$}$ $p < 0.01$ 相比于 NP-5；$^{!!}$ $p < 0.01$ 相比于 NP-10。从图中可看到各组有明显的统计学差异。

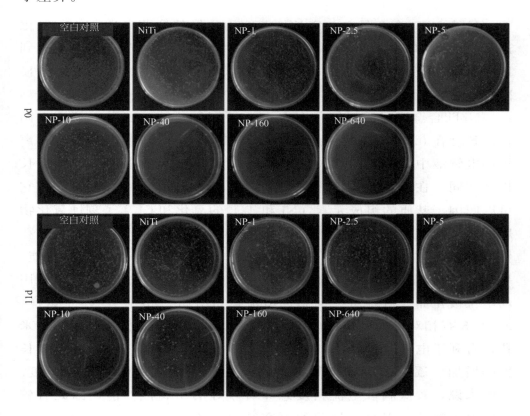

图 5-5 金黄色葡萄球菌悬浮液在试样表面培养 24h 后的菌落平板计数实验照片

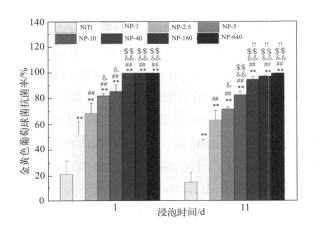

图 5-6　不同试样抗菌率直方图

虽然 NiTi 合金具有一定的抗菌能力，但其抗菌率远远低于氧化试样的抗菌率。NP-40、NP-160 和 NP-640 试样的抗菌率基本达到 100%。试样浸泡 11d 后，所有氧化试样的抗菌能力均没有明显减弱。

NiTi 合金通过阳极氧化在含 H_2O 和 NaCl 的乙二醇电解液中制备出长度在 $0.55\sim114\mu m$ 范围内的 Ni-Ti-O 纳米孔涂层。在含 Cl 离子的电解液中纳米孔的生长机理与含 F 离子电解液中纳米管的生长机理相同，在第三章中已经详细介绍了这部分内容。简而言之，它可以归因于基质的组成元素（Ni 和 Ti）的氧化和 Cl 离子刻蚀氧化物层的溶解之间建立的动态平衡。本节结果表明，不同长度的纳米孔释放不同含量的 Ni 离子，进而决定不同的细胞相容性和抗菌性能。导致 NiTi 合金释放 Ni 离子的主要原因是电化学腐蚀。所以，应用动电位极化曲线对各试样的腐蚀电流进行分析。相比于 NP-1 试样，NP-2.5 有相对较大的腐蚀电流密度。这是由于开始形成较短的纳米孔，有利于电解液渗透到基质/纳米孔界面。然而，随着纳米孔层长度的增加，逐渐抑制了电解液的渗透，从而降低了腐蚀电流密度。一般来说，较低腐蚀电流密度意味着较好的耐腐蚀性能，因此有较小的离子释放。但是，目前的研究结果并不适用此规则。因为与氧化试样相比，NiTi 合金有最大的腐蚀电流密度，但是其释放最小量的 Ni 离子。事实上，此结果与我们在 4.1 节中得到的结果和其他组的研究结果相一致，这也表明较大比表面的纳米孔涂层释放 Ni 离子的主要原因是化学溶解，而非电化学腐蚀。

Ni 离子在新陈代谢中起着重要作用，但过量 Ni 离子已被证实是有毒的。Lü 等的研究结果表明 Ni 离子可能通过诱导活性氧（ROS）的产生，阻碍黏着斑的形成和阻滞细胞循环等发挥其毒性。我们之前的工作显示，当 Ni 离子浓度小于 $100\mu mol/L$ 时，对内皮细胞（EA. hy926）没有呈现出细胞毒性。另一项研究表明，同样的 Ni 离子水平对成纤维细胞（L-929）有一定毒性。Ohtsu 最近的研究表明，当 Ni 离子浓度达到 $85\mu mol/L$ 时，可能抑制成骨细胞的增殖。然而，当细胞在 Ni-Ti-O 纳米孔涂层表面培养时，纳米孔会不断释放 Ni 离子，所以培养基中的 Ni 离子浓度会随着培养时间增加而增加，直到重新换新鲜培养基。虽然需要更多的工作来阐明培养基中 Ni 离子浓度的动态变化对细胞毒性的影响，我们的工作也的确表明，当纳米孔长度$<11\mu m$ 时，其释放水平对细胞的生物相容性没有显著区别。影响细胞相容性的另一个因素是材料表面形态，它主要通过调控整合素聚集和黏着斑形成而实现由外向内的信号转导，从而发挥其功能。随着氧化时间的延长，试样的多孔性增加，这可能通过减少整合素结合位点而损害细胞功能。然而，在目前工作中它对细胞响应的贡献需要未来的进一步研究工作。

细菌感染是植入材料最严重的并发症之一。虽然 Ni 离子确切的杀菌机理尚未完全阐明，但本节研究结果表明了它具有抗菌能力。如图 5-5 和图 5-6 所示，Ni 离子以剂量依赖性的方式发挥其抗菌能力，这与其他杀菌剂相同，但是 Ni 离子的有效剂量相对较高。当纳米孔长度是 $1\mu m$ 时，抗菌率高于 80%；当纳米孔长度是 $11\mu m$ 时，其值几乎达到 100%。应该注意的是，我们用来评估抗菌能力使用的最初细菌浓度为 $1.0\times10^5 CFU/mL$（CFU 为 colony-forming unit 的缩写，表示集落形成单位），比正常体内情况更严厉。因此，在人体内可以起到比预期更好的抗菌效果。另一个值得注意的结果是，通过我们的工作观察到，即使试样在 PBS 中浸泡 11d 后，其抗菌能力也没有明显减小。这说明纳米孔可以通过持续释放 Ni 离子，并在较长时间内发挥抗菌性能。

5.3
退火温度对 NaCl 体系中 Ni-Ti-O 纳米孔涂层生物学性能的影响

5.3.1 退火温度对纳米孔涂层细胞相容性的影响

图 5-7 为成骨细胞在不同试样表面培养 1d、3d、5d 后的活/死荧光染色图。随着培养时间的延长，所有试样无死亡细胞出现，且细胞数量明显增加，同时数量基本相同。这说明所有试样无细胞毒性，即试样释放 Ni 离子水平均在成骨细胞的耐受范围。

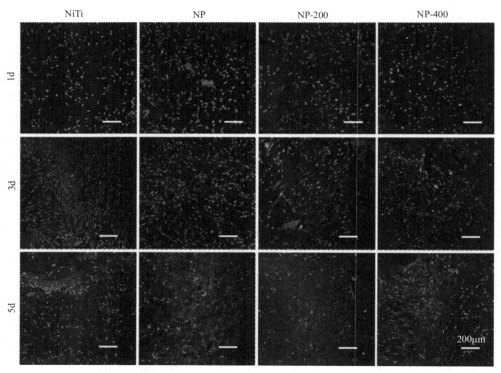

图 5-7 成骨细胞在不同试样表面培养 1d、3d、5d 后的活/死荧光染色图

MTT（细胞增殖实验）是一种检测细胞存活和生长的方法。成骨细胞在不同试样表面培养 1d、3d、5d 后的 MTT 结果如图 5-8 所示。随着培养时间的延长，培养基的吸光度增加，表明细胞持续增殖，各组间无统计学差异，与活/死染色结果一致。

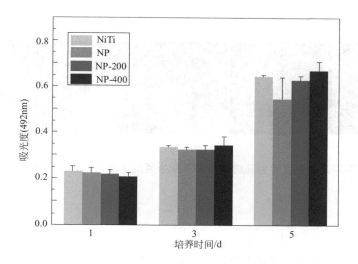

图 5-8　成骨细胞在不同试样表面培养 1d、3d、5d 后的 MTT 结果

　　有研究表明，Ni 离子参与了诸多生物学过程，如氢化酶、一氧化碳脱氢酶和因子 F430 等的生物合成，所以 Ni 离子是人体必不可少的微量元素之一。但过量的 Ni 离子是有毒甚至是致癌的。然而，本节结果表明，制备的纳米孔试样经 200～400℃退火处理后，Ni 离子释放水平都远低于 Ni 离子在体外和体内的耐受限度，因此没有检测到细胞毒性，有较好的生物相容性。

5.3.2　退火温度对纳米孔涂层抗菌性能的影响

　　采用平板计数法对各组试样的抗菌性能进行评价，试样在 1.5mL 金黄色葡萄球菌悬浮液中浸泡 12h 后的菌落平板计数实验照片如图 5-9 所示。相比于空白对照组，NiTi 合金显示了一定的抗菌能力，NP、NP-200、NP-400 试样有较少的菌落，表明抗菌能力较好，尤其是 NP-200，在平板上几乎看不到菌落。不同试样浸泡 12h 后的抗菌率见图 5-10。该图中统计学差异表示如下：$^{**}p < 0.01$ 相比于 NiTi 合金；$^{\#}p < 0.05$ 相比于 NP。抗菌定量结果显示 NiTi 合金的抗菌能力相对较差，其抗菌率仅为 36% 左右。氧化改性后试样抗菌率提高到 84%。进一步退火，使纳米孔涂层的抗菌率接近 100%。NiTi 合金与纳米孔涂层的抗菌能力有统计学差别。

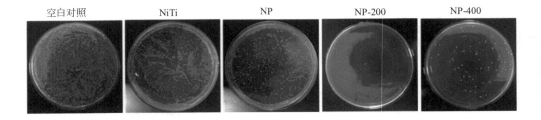

空白对照　　　　　　NiTi　　　　　　　NP　　　　　　NP-200　　　　　　NP-400

图 5-9　不同试样在金黄色葡萄球菌悬浮液中浸泡 12h 后的菌落平板计数实验照片

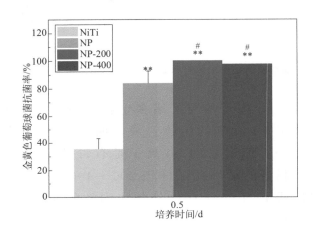

图 5-10　不同试样浸泡 12h 后的抗菌率

NiTi 合金具有抗菌能力的主要原因是释放一定量的 Ni 离子。最近的一项研究表明，NiTi 合金的抗菌率为 40%，与我们的研究结果基本一致。刘宣勇教授的研究表明，在 NiTi 合金表面经水热处理后制备的层状双金属氢氧化物（LDH）膜，由于有更多的 Ni 离子释放，对金黄色葡萄球菌的抗菌率接近 100%。在此节工作中观察到一个有趣的现象是退火后 Ni 离子释放量降低，但抗菌能力却增强了。Ni 离子的释放水平与抗菌能力之间的矛盾说明退火后可能还有其他潜在的抗菌机制需要进一步阐述。一个合理的解释可能是退火处理提高了材料结晶相的含量，有助于杀菌能力的提高。

5.4
退火温度对 NaBr 体系中 Ni-Ti-O 纳米孔涂层生物学性能的影响

5.4.1 退火温度对纳米孔涂层细胞相容性的影响

图 5-11 是成骨细胞在不同试样表面培养 1d、3d、5d 后的活/死荧光染色图。可以看出，在整个培养过程中，所有试样均能很好地支持细胞的生长，未见死细胞；而且，随着培养时间的延长，细胞数量明显增加。各组间无显著差异，说明成骨细胞可以耐受所有试样所释放的 Ni 离子量，所有试样有较好的生物相容性。

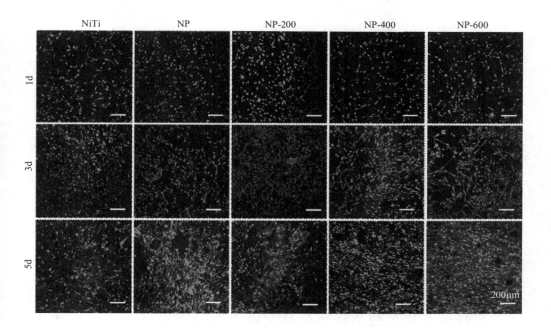

图 5-11 成骨细胞在不同试样表面培养 1d、3d、5d 后的活/死荧光染色图

细胞在植入体表面的增殖对骨结合具有重要意义。由于细胞的增殖可以使植入体与骨界面处聚集更多的骨细胞，从而使骨结合更加牢固。实验中采用 MTT 法定量检测细胞增殖结果，图中吸光度值与活细胞数量成正比。成骨细胞在试样表面培养 1d、3d、5d 后

MTT 结果如图 5-12 所示。该图中统计学差异如下：* $p < 0.05$ 相比于 NiTi 合金；** $p < 0.01$ 相比于 NiT 合金。随着培养时间的延长，吸光度值逐渐增加，说明各组试样的细胞数量不断增加，与活/死结果相一致。在 1d 时，NiTi 合金的增殖好于其他组，但随着培养时间的延长，差异消失，这说明细胞相容性与 Ni 离子的量没有明显的依赖关系。在 3d 时，各组试样没有显著性差别；在 5d 时，纳米孔涂层的细胞增殖比其他组差。因此，试样表面形貌和 Ni 离子的释放量共同影响着 NiTi 合金的细胞相容性。

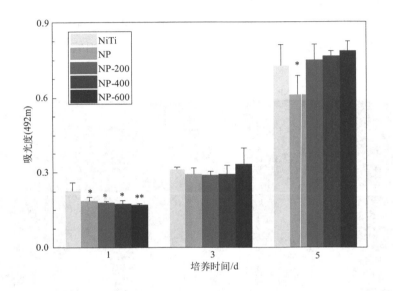

图 5-12　成骨细胞在试样表面培养 1d、3d、5d 后 MTT 结果

5.4.2　退火温度对纳米孔涂层抗菌性能的影响

试样对金黄色葡萄球菌的抗菌能力通过平板计数法进行评价。各组试样在 1.5mL 金黄色葡萄球菌悬浮液中浸泡 12h 后的菌落平板计数实验照片如图 5-13 所示。不同试样浸泡 12h 后的抗菌率见图 5-14。该图中统计学差异如下：* $p < 0.05$ 相比于 NiTi 合金；** $p < 0.01$ 相比于 NiTi 合金；$^{\#\#}$ $p < 0.01$ 相比于 NP；$^{\&\&}$ $p < 0.01$ 相比于 NP-200；$^{!!}$ $p < 0.01$ 相比于 NP-400。由图 5-13 可知，在氧化和退火处理后，平板上的细菌菌落数量明显减少（除 NP-600 外），尤其是 NP-200

的平板上几乎没有菌落。虽然 NiTi 合金具有一定的抗菌率，但是远远低于氧化和退火处理的试样，尤其是 NP-200、NP-400 试样的抗菌率可以达到 100％和 92％（图 5-14）。此结果表明适量的 Ni 离子具有一定的抗菌性能，虽然抗菌机理还不是十分清楚，但与 5.3.2 中的研究结果相一致。总之，Ni 离子对 NiTi 合金的抗菌性能有着不可评估的作用。虽然 NP-400 比 NP-600 释放较低的 Ni 离子量（参见 4.4.4 节），但 NP-400 有较好的抗菌性能。这是由于 NP-400 所含的是锐钛矿晶相，而 NP-600 所含的是 Ni_3Ti 和金红石晶相；同时，这也表明锐钛矿晶相可能具有较好的抗菌性能，与以前的文献报道相一致。经 200℃退火后，氧化纳米孔涂层具有最好的抗菌性能。可以推断，Ni 离子释放量和基质的晶相、相貌共同影响 NiTi 合金的抗菌性能。

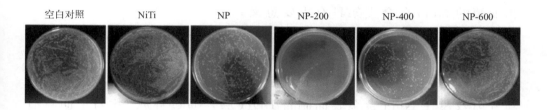

图 5-13　不同试样在金黄色葡萄球菌悬浮液中浸泡 12h 后的菌落平板计数实验照片

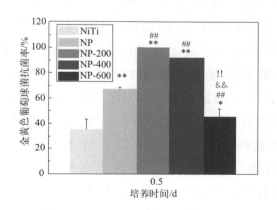

图 5-14　不同试样浸泡 12h 后的抗菌率

5.5
Ni-Ti-O 纳米孔涂层对癌细胞和细菌的选择性抑制效应

    NiTi 合金由于其独特的形状记忆效应、超弹性和较好的生物相容性，已经广泛应用于生物医学领域，尤其是肿瘤接触植入物和医疗设备。NiTi 合金在商业上最成功的应用例子之一是可膨胀支架的生产，此支架可用于缓解许多癌症引起的管腔梗阻。然而，目前使用的 NiTi 合金支架并没有很好的细菌或肿瘤抑制能力，且易被细菌感染或肿瘤向内生长和过度生长而发生再次闭塞。如果再次闭塞发生，患者将不得不接受二次手术以替代堵塞支架，这将给患者带来很大的身体、心理和经济负担。因此，开发具有选择性抑制癌细胞和细菌的 NiTi 合金支架具有重要意义。

    目前，阻止癌细胞过生长的主要方法是将抗肿瘤药物结合到 NiTi 合金表面的聚合物层中。但抗肿瘤药物的释放，不但会产生过敏炎症反应，而且可能会运输到非肿瘤组织，对其产生不利的影响。刘宣勇教授在 NiTi 合金表面制备 LDH 层，通过释放 Ni 离子而具有抑制癌细胞生长的作用，且其效果是剂量依赖的。低剂量的 Ni 离子是没有毒性的，NiTi 合金基体释放的 Ni 离子不能产生理想的抗菌和抗癌作用。非常幸运，根据在 4.2 节、4.3 节中的研究显示，构建的 Ni-Ti-O 纳米孔涂层可以释放较多的 Ni 离子。此外，随着纳米孔长度的增加，Ni 离子释放量增加且 Ni 离子在一定范围内时，纳米孔涂层具有较好的耐腐蚀性能和生物相容性。Wang 等研究表明，正常细胞和癌细胞对 Ni 离子的敏感浓度不同。所以，本节通过制备不同长度的 Ni-Ti-O 纳米孔涂层，调控不同 Ni 离子释放量，研究了不同试样对细菌、癌细胞和正常细胞的生物学行为。此外，还测定了不同细胞培养基中 Ni 离子的释放量，探讨了试样在不影响正常细胞活性情况下能够选择性抑制癌细胞生长的机制。我们不能仅仅关注 Ni 离子的释放量，也不应只关注 Ni 离子释放的过敏反应、致癌作用，还应该从选择性抑制癌细胞生长和抗菌等方面着手，综合评价 Ni 离子的生物学特性，为 NiTi 合金的生物学应用提供综合评价。

5.5.1　试样表征

图 5-15 为 NiTi 合金在不同氧化时间表面和横截面 SEM 形貌，图顶端为试样标号，氧化时间分别为 5min、10min、20min 和 40min，试样命名为 NP-5、NP-10、NP-20 和 NP-40；氧化条件为：0.3mol/L NaCl 和 5%（体积分数）H_2O 的乙二醇电解液中施加氧化电压 10V。氧化后，试样表面出现均匀的纳米孔结构，随着氧化时间的延长，纳米孔结构形貌没有改变，直径保持在 75nm 左右。但是，纳米孔层厚度随着氧化时间的延长而增加，从 0.92μm（NP-5）增加到 10.1μm（NP-40）。该实验结果与 3.1 节中的结果相一致，各组试样形貌基本上没有区别，为释放不同含量的 Ni 离子提供了平台。

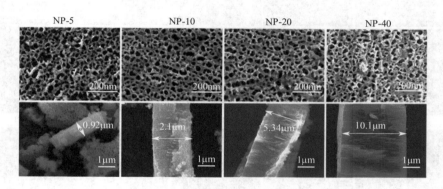

图 5-15　NiTi 合金在不同氧化时间表面和横截面 SEM 形貌

5.5.2　纳米孔涂层对癌细胞和正常细胞的影响

将人肺腺癌细胞（A549）和内皮细胞（EA. hy926）分别接种到不同试样表面，研究了试样对癌细胞和正常细胞的影响。利用活/死荧光染色定性评价了细胞的生长情况，A549 细胞和 EA. hy926 细胞在不同试样表面上培养 1d、3d、5d 的活/死荧光 CLSM（共聚焦激光扫描显微镜）图如图 5-16 所示。从图 5-16（a）可以看出，NP-40对癌细胞活性有明显的抑制作用，表现为较弱的绿色荧光；随着培养时间的延长，仍然没有细胞数量的增加。然而 NiTi、NP-5、NP-10、NP-20 试样能够很好地支撑癌细胞生长，随着培养时间从 1d 延长至 5d 时，癌细胞数量明显增加；5d 后癌细胞铺满整个试样表面，甚至细胞长在了多个平面上。对于内皮细胞来说［图 5-16（b）］，所有试样均能很好地支撑内皮细胞生长；随着培养时间的延长，内皮细胞数量均明显增加，各组试样没有明显区别。

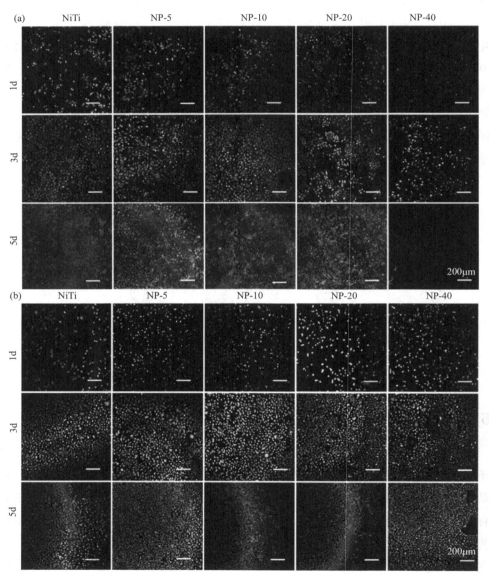

图 5-16　A549 细胞（a）和 EA. hy926（b）细胞在不同试样表面上培养
1d、3d、5d 的活/死荧光 CLSM 图

医用 NiTi 合金
阳极氧化与表面处理

细胞骨架不仅在维持细胞形态、承受外力、保持细胞内部结构的有序性方面起着重要作用，而且还参与许多重要的生命活动。A549 癌细胞和 EA. hy926 内皮细胞在不同试样表面上培养 24h 后的骨架荧光染色图如图 5-17 所示。癌细胞在 NiTi 合金、NP-5、NP-10、NP-20 试样表面表现为较好的黏附与铺展，能够明显看到肌动蛋白丝（绿色荧光），这表明癌细胞在这些试样表面有较好的骨架组装。然而，癌细胞在 NP-40 试样表面几乎没有铺展，表明 NP-40 试样能够明显抑制癌细胞黏附与铺展。各组试样均能很好地支撑内皮细胞铺展，此结果与癌细胞的结果不同。细胞的定量增殖结果由MTT 表征，癌细胞和内皮细胞在不同试样表面培养 1d、3d、5d 后的MTT 结果如图 5-18 所示。该图中统计学差异表示如下：$^*p<0.05$相比于 NiTi 合金；$^{**}p<0.01$ 相比于 NiTi 合金。NiTi 合金、NP-5、NP-10、NP-20 试样培养基的吸光度值随着培养时间的延长呈阶梯形增加，表明这几组试样能很好促进癌细胞、内皮细胞的显著增殖。图 5-18（a）显示 NP-40 表现为培养基的吸光度值有较低的增长，这表明 NP-40 能够显著抑制癌细胞的增殖。而 NP-40 内皮细胞培养基的吸光度值有显著增加，表明 NP-40 能很好促进内皮细胞的显著增殖 ［图 5-18（b）］。此增殖结果与活/死染色、骨架染色的结果基本一致。

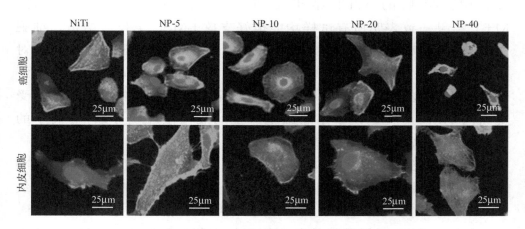

图 5-17　A549 癌细胞和 EA. hy926 内皮细胞在不同试样表面
培养 24h 后的骨架荧光染色图

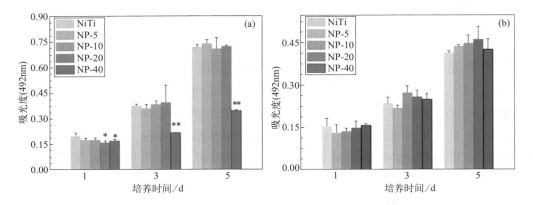

图 5-18 A549 癌细胞（a）和 EA. hy926 内皮细胞（b）在不同试样表面
培养 1d、3d、5d 后的 MTT 结果

第四章中的研究结果显示，试样对成骨细胞活性没有影响，有较好的细胞相容性。骨髓间充质干细胞（BMSC）是一种多功能干细胞，具有干细胞的所有共性。由于其分化的组织类型十分广泛，因此临床应用价值不菲。所以，将 BMSC 细胞于不用试样表面培养，研究了其生物活性。BMSC 细胞在不同试样表面培养 1d、4d、7d 后的活/死荧光 CLSM 图见图 5-19。BMSC 细胞在不同试样表面培养 24h 后的骨架荧光染色图见图 5-20。BMSC 细胞在不同试样表面培养 1d、4d、7d 后的 MTT 结果见图 5-21。活/死染色、骨架染色、MTT 结果一致表明所有试样均能很好支撑 BMSC 生长、增殖。细胞实验结果一致表明，NP-40 试样能够选择性抑制癌细胞生长，但对正常细胞活性有可以忽略的不利影响。可能的原因在于：一是正常细胞和癌细胞对 Ni 离子过敏反应浓度不同，可能正常细胞能够承受更高的 Ni 离子含量；二是癌细胞产生的酸性微环境导致 Ni 离子的快速释放，癌细胞摄取更多的 Ni 离子。

较多研究一致表明，Ni 离子在较高含量时会产生生物毒性。Ni 离子可能是通过增加细胞胆固醇的流出抑制细胞增殖，诱导活性氧（ROS）的产生，阻碍黏着斑的形成和阻滞细胞循环等发挥其毒性。为了研究 NP-40 试样选择抑制癌细胞的机制，我们研究了不同 Ni 离子浓度的培养基分别对癌细胞和内皮细胞的影响，癌细胞和内皮细胞在不同浓度 Ni 离子培养基中培养 1d、3d、5d 后的 MTT 结果如

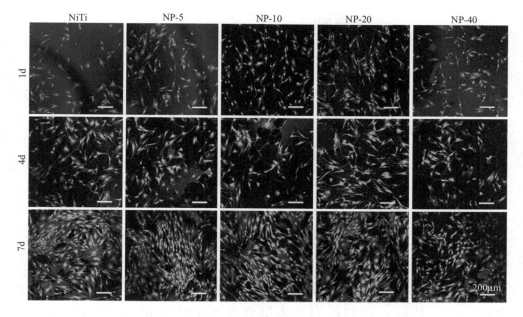

图 5-19　BMSC 细胞在不同试样表面培养 1d、4d、7d 后的活/死荧光 CLSM 图

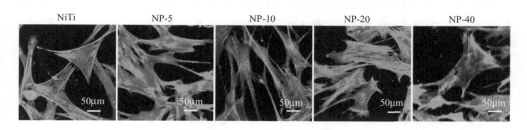

图 5-20　BMSC 细胞在不同试样表面培养 24h 后的骨架荧光染色图

图 5-22 所示。该图中统计学差异表示如下：$^{\#\#}p<0.01$ 相比于 $0\mu mol$；$^{*}p<0.05$ 相比于 $50\mu mol$；$^{**}p<0.01$ 相比于 $50\mu mol$；$^{+}p<0.05$ 相比于 $100\mu mol$；$^{++}p<0.01$ 相比于 $100\mu mol$；$^{-}p<0.05$ 相比于 $200\mu mol$；$^{--}p<0.01$ 相比于 $200\mu mol$；$^{\&}p<0.05$ 相比于 $400\mu mol$；$^{\&\&}p<0.01$ 相比于 $400\mu mol$。当 Ni 离子浓度低于 $600\mu mol$ 时，两种细胞都有明显增殖；在 $600\mu mol$ 时，癌细胞仍能正常增殖，但正常细胞没有增殖，培养基吸光度值呈现较低的值，表明癌细胞能够承受较高的 Ni 离子量。这说明 NP-40 试样选择性抑制癌细胞生长，并不是由于癌

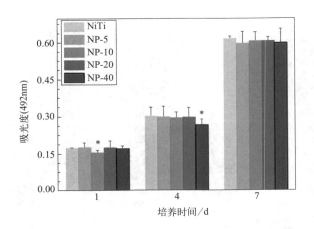

图 5-21　BMSC 细胞在不同试样表面培养 1d、4d、7d 后的 MTT 结果

细胞对 Ni 离子更敏感所致。同时说明试样选择性抑制癌细胞生长，可能是由于试样与不同细胞培养基作用时，试样具有不同的 Ni 离子释放行为。所以，我们运用电感耦合等离子体质谱仪（ICP-MS）对 A549 和 EA.hy926 细胞培养基中试样析出的 Ni 离子量进行测试，A549 和 EA.hy926 细胞在不同试样表面培养 1d、3d、5d 后 Ni 离子析出浓度如图 5-23 所示。在相同实验条件下，相比于内皮细胞来说，NP-10、NP-20、NP-40 与 A549 细胞作用释放较多的 Ni 离子，特别是 NP-40 试样与癌细胞作用释放最多的 Ni 离子。

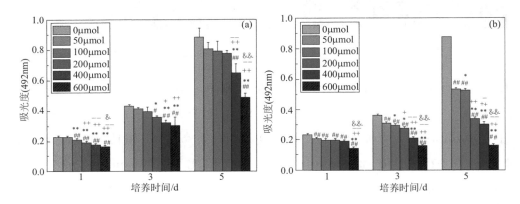

图 5-22　A549 癌细胞（a）和 EA.hy926 内皮细胞（b）在不同浓度 Ni 离子培养基中培养 1d、3d、5d 后的 MTT 结果

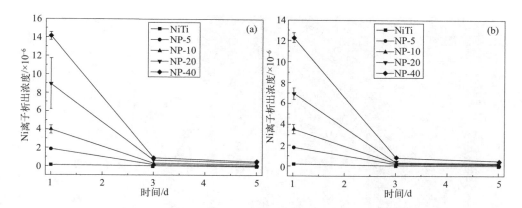

图 5-23 **(a) A549 细胞和 (b) EA. hy926 细胞在不同试样表面**
培养 1d、3d、5d 后 Ni 离子析出浓度

Ni-Ti-O 纳米孔涂层对癌细胞和正常细胞的生物相容性的不同影响源于试样中不同的 Ni 离子释放行为。这是因为所有试样的表面形貌几乎没有差异（图 5-15）。图 5-24 是 Ni-Ti-O 纳米孔选择性抑制癌细胞生长过程示意图。众所周知，正常细胞和癌细胞所用的能量代谢方式显著不同。癌细胞主要通过增强无氧糖酵解来提供能量代谢，然后通过乳酸脱氢酶（LDH）产生乳酸。正常细胞主要通过线粒体三羧酸循环（TCA）代谢方式将葡萄糖完全氧化。癌细胞为了防止酸中毒，会通过在癌细胞膜上的 Na^+/H^+ 交换剂同种型 1（NHE1）蛋白将 H 离子泵出细胞质外。癌细胞在细胞质外面形成了酸性微环境，这与正常细胞正好相反。Ni-Ti-O 纳米孔在酸性环境中易于溶解，在中性/碱性环境中更稳定。事实上在此研究中，我们发现 Ni-Ti-O 纳米孔与不同类型的细胞相互作用，释放出不同量的 Ni 离子（图 5-23）验证了这一看法。Ni-Ti-O 纳米孔与癌细胞作用释放更多的 Ni 离子。

Ni 离子转运到细胞内的能力主要与二价金属转运蛋白 1（DMT1）有关。它是一种质子泵偶联转运蛋白，其驱动力由 H 离子电化学电位梯度决定。由于癌细胞在细胞质外具有更多的 H 离子，因此存在更快的 Ni 离子转运速率。然而，对于正常细胞，细胞膜上 H 离子的电化学电位梯度很小，释放的 Ni 离子主要通过自由扩散进入正常细胞内。因此，Ni 离子更容易进入癌细胞内。上述分析表明，

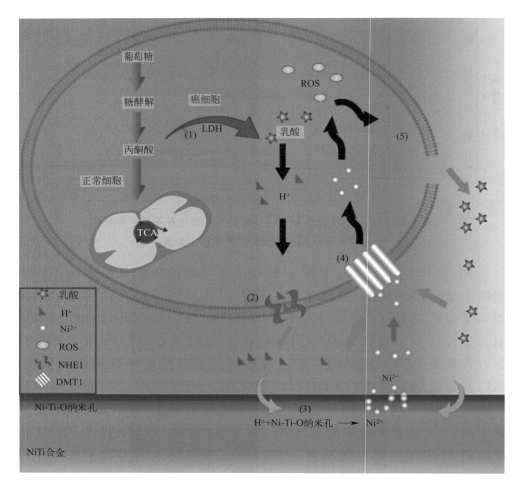

图 5-24　Ni-Ti-O 纳米孔选择性抑制癌细胞生长过程示意图

癌细胞与 Ni-Ti-O 纳米孔涂层相互作用，由于 Ni 离子的快速释放和摄取导致癌细胞中 Ni 离子浓度的快速增加。细胞内较高的 Ni 离子量通过诱导活性氧（ROS）的产生、阻止细胞周期等诱导细胞毒性。细胞毒性导致细胞死亡，酸性物质很容易从死细胞中浸出，这将进一步促进 Ni 离子的释放和摄取。因此，NP-40 试样与正常细胞作用释放较少的 Ni 离子，而与癌细胞作用释放的 Ni 离子较多。纳米孔涂层可以有效抑制癌细胞的生长，对正常细胞活性几乎没有毒副作用。这种选择性是由于癌细胞产生的酸性微环境诱导的 Ni 离子释放增加和癌细胞摄取更多的 Ni 离子进入癌细胞内的共同作用所致。

5.5.3 纳米孔涂层对细菌的影响

    细菌感染是植入体失败的主要问题之一，使植入体材料具有更好的抗菌性能非常重要。金黄色葡萄球菌用于测试 Ni-Ti-O 纳米孔涂层的抗菌性能。图 5-25 显示的是不同试样表面黏附的金黄色葡萄球菌活/死荧光染色照片，在荧光下观察活菌呈现为绿色，死菌为红色。NiTi 合金、NP-5、NP-10 表现为较强的绿色荧光，表明细菌能够很好地生长，试样抗菌能力不足。随着 Ni 离子释放的增多，有较多的死细菌出现，NP-40 试样可以杀死细菌（荧光下观察为红色）。图 5-26 显示的是金黄色葡萄球菌在不同试样表面培养 12h 后的 SEM 图。从此图可以看到，整体来说，在 NiTi 合金表面有大量的菌落，细菌生长完好无损，呈球形。然而，随着纳米孔长度的增加，即 Ni 离子释放量的增加，菌落数量明显减少，尤其在 NP-20、NP-40 试样表面细菌形态有一定的变形，细菌呈现非圆形和破损的细菌膜，表明 NP-20、NP-40 试样具有较好的抗菌性能。

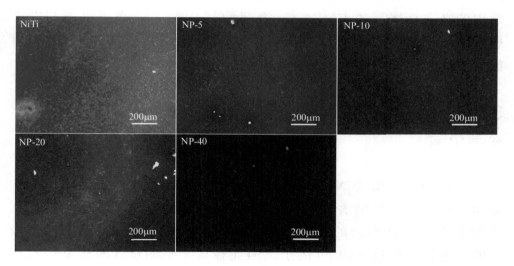

图 5-25 不同试样表面黏附的金黄色葡萄球菌活/死荧光染色照片

    根据研究报道，适量的 Ni 离子参与了金黄色葡萄球菌的一些生物学过程。但 Ni 离子量在一定范围内确实具有抗菌能力。上述结果表明 NP-40 试样具有较好的抗菌性能。该结果与 5.2.3 中平板计数研究结果相同，即 Ni-Ti-O 纳米孔涂层的抗菌能力是由于 Ni 离子的

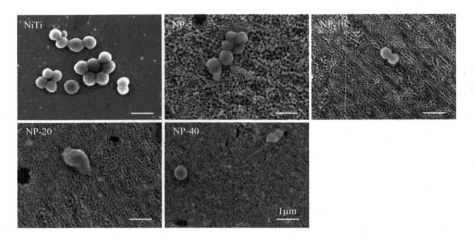

图 5-26　金黄色葡萄球菌在不同试样表面培养 12h 后的 SEM 图

释放，并且抗菌能力是剂量依赖性的。虽然 Ni 离子的潜在抗菌机制尚不确定，通常认为 Ni 离子通过与生物分子（如脂质、DNA 和蛋白质）结合使其变性从而产生抗菌效果。首先，Ni 离子可替代金属酶中的必需金属，如 Fe/Zn/Cu 金属酶；其次，Ni 离子可能与非金属酶的活性位点残基结合，阻碍催化或活性异构；第三，Ni 离子可能产生氧化应激，影响脂质、DNA 和蛋白质性能。

5.6
本章小结

（1）相比于抛光 NiTi 合金，Ni-Ti-O 纳米管经退火处理后，细胞相容性较好，且随着比表面积增加，细胞相容性有所提高。尤其是对于 25V 氧化退火的试样，细胞相容性最好。这表明虽然尺寸较大的纳米管释放较多的 Ni 离子，但此释放水平的试样对细胞没有明显的毒性。合适的退火处理能够提高细胞相容性，这也表明 NiTi 合金的 Ni 离子释放量是可以调控的，在一定范围内对细胞有积极作用。

（2）当 Ni-Ti-O 纳米孔涂层的长度小于 $11\mu m$ 时，显示了较好的生物相容性。当其长度大于 $1\mu m$ 时，有较好的抗菌率（＞80%）。所以，长度在 $1\sim11\mu m$ 范围内的纳米孔涂层具有良好的生物相容性和抗菌能力，进而表明有望用于 NiTi 合金的生物医学涂层。

（3）NiTi 合金在 NaCl 电解液体系中经阳极氧化在其表面制备的 Ni-Ti-O 纳米孔涂层，经 $200\sim400℃$ 退火处理，各组试样对成骨细胞均无细胞毒性，说明成骨细胞对 Ni 离子的释放量耐受良好。虽然退火后 Ni 离子的释放量减少，但抗菌性能提高。Ni-Ti-O 纳米孔涂层在 $200\sim400℃$ 退火显示了良好的细胞相容性和抗菌能力，从而可以作为 NiTi 合金的生物医学涂层。

（4）在 NaBr 电解液体系中制备 Ni-Ti-O 纳米孔涂层时，400℃退火显著降低 Ni 离子的释放，但各组生物相容性没有显著差异，表明 Ni 离子的释放水平低于细胞的耐受度。尽管 NP-400 退火减少了 Ni 离子的释放量，其抗菌能力比 NP-600 试样要好。结果表明，提高 NiTi 合金的细胞相容性不应是简单通过减少 Ni 离子的释放得到改善，NiTi 合金的抗菌性能应从表面特性、材料晶相和 Ni 离子释放等多方面进行综合考虑。

（5）在 NaCl 体系中制备不同长度（$0.92\sim10.1\mu m$）Ni-Ti-O 纳米孔涂层时，Ni 离子释放量随着纳米孔长度的增加而增加，为释放不同含量的 Ni 离子提供了平台。体外细胞和细菌测试结果表明，长度为 $10.1\mu m$ 的纳米孔层能够选择性抑制癌细胞生长和杀死细菌，但对正常细胞活性有较小的不利影响，这与癌细胞产生的酸性微环境导致 Ni 离子的快速释放有关。此纳米孔层（NP-40）在用于降低癌症的痛苦和感染发生方面均表现出巨大的应用潜能。

第六章
医用 NiTi 合金表面改性技术进展及展望

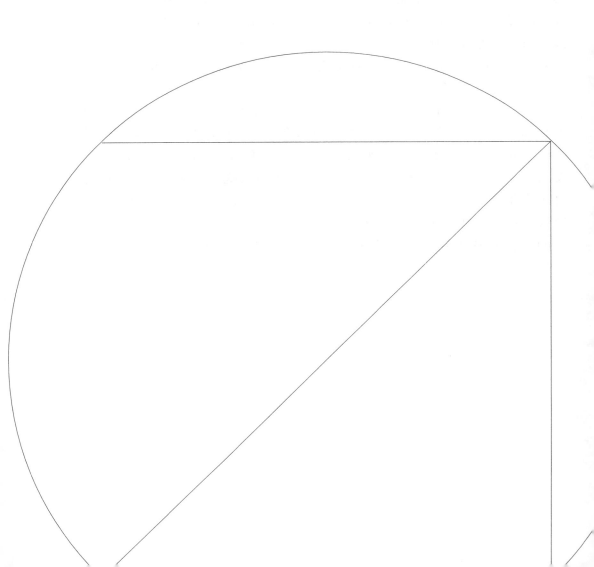

生物医用 NiTi 合金因其具有优异的超弹性、形状记忆效应以及良好的生物相容性，在医用植入领域得到了广泛应用。然而，其本身的生物惰性、抗菌性能不足、无抑制肿瘤细胞生长能力，且过量 Ni 离子的析出可能诱发过敏反应和炎症，阻碍了临床应用。植入体与人体首先在材料的表面发生反应，材料表面的形态和特征直接影响植入材料的生物学响应和后续植入的成败。材料表面改性技术一方面能够保持基体性能，还能赋予材料表面的特殊功能，进而满足临床要求。本章根据改性后膜层的形貌、改性层的形成机理，将表面改性方法归类于机械法、物理法、化学法三大类，指出了 NiTi 合金表面改性未来的发展趋势。

6.1
医用 NiTi 合金表面改性技术进展

6.1.1 机械法

常见的机械表面改性方法（简称机械法）主要包括磨削、抛光和喷砂等。机械处理一般用于材料的预处理以获得更为光滑或粗糙的表面，或制备特定的表面形貌以提高后续膜层的结合强度。医用 NiTi 合金植入体的表面形貌直接影响细胞的黏附、增殖以及骨再生，细胞在光滑的材料表面呈"点"式接触形式；而当材料表面变得粗糙不平时，细胞则会顺着材料的表面起伏而铺展开来，呈"面"式接触形式，大大提高了细胞与材料间的接触面积。

6.1.2 物理法

常见的物理表面改性方法（简称物理法）主要包括物理气相沉积（如磁控溅射等）、离子注入、等离子喷涂等。

（1）磁控溅射

磁控溅射（AEMS）是一种典型的物理气相沉积技术。在磁控溅射过程中的电场作用下，电子会与氩原子碰撞，使其电离产生氩离子和新电子，氩离子在电场的作用下加速轰击靶材，使靶材表面溅射出大量的靶材金属原子（或分子），最后经扩散沉积在 NiTi 基片表面得到成分均匀的合金薄膜。入射氩离子轰击靶材表面时产生的二次电子会在磁场的作用下以轮摆线的形式沿靶面运动，增加了同氩原子的碰撞概率，使得磁场区域等离子体密度很高，实现了磁控溅射高速沉积的特点；同时，二次电子经多次碰撞能量逐渐损耗，致使到达基片的温度很低。与其他镀膜工艺相比，磁控溅射制备温度较低，成膜速度快，沉积效率高，且涂层与基体的结合力较强；而且，利用磁控溅射技术不仅可获得单一膜层，还可以通过复合靶材制备出化合物薄膜。这些优点使得磁控溅射技术在改善材料耐磨性、耐蚀性、抗菌性和细胞活性方面得到广泛应用。Hang 利用 AEMS 在 NiTi 合金表面沉积了类金刚石（DLC）涂层。结果表明，沉积 DLC 涂层可以显著提高 NiTi 合金的耐腐蚀性，抑制 Ni 离子的析出、减少点蚀形成，涂层表面更有利于内皮细胞的黏附、迁移和增殖。

（2）离子注入

离子注入技术是在较低温度的真空条件下，将注入离子经电场加速后，以较高的能量射入 NiTi 合金工件表面并停留在其中，从而在材料表面获得与基体成分不同的改性层，以达到改善材料表面特性的目的。离子注入技术包括常规束线离子注入和等离子体浸没离子注入（PIII）两种。常规束线离子注入只能通过直线注入，加速器将离子源产生的离子加速直接轰击到材料表面。PIII 技术是通过应用高电压脉冲直流或纯直流电源，将等离子体中的加速离子作为掺杂物注入合适的基体或置有电极的半导体芯片的靶的一种表面改性技术。电极对于正电性等离子体是阴极，对于负电性等离子体是阳极。等离子体可在设计好的真空室中以不同的等离子体源产生，如可产生最高离子密度和最低污染水平的电子回旋共振等离子体源，以及氦等离子体源、电容耦合等离子体源、电感耦合等离子体源、直流辉光放电和金属蒸气电弧（对金属物质而言）。真空室可分为两种：二极式、三极式。前者电源应用于基体，而后者则应用于穿孔网格。利用等离子体离子注入对 NiTi 合金表面改性研究颇多，学者们做了大量的研究工作。Chu 课题组利用 O、C、N、Na、C_2H_2 等对 NiTi 合金进行等离子体离子注入，发现注入 C_2H_2、O、N 可以提高耐腐蚀性能和增加 Ni 离子外扩散的阻力，注入 O、

Na 可以促进其表面碱性磷灰石沉积，显著提高生物活性，并能促进成骨细胞的黏附与增殖。Shevchenko 等将 Ar、N 离子利用等离子注入 NiTi 合金，发现其耐腐蚀性能大大提高，但其生物学性能无显著提高。Zhang 等利用等离子体离子注入沉积技术在 NiTi 合金表面沉积 TiC/Ti 涂层，血小板黏附实验表明涂层有良好的细胞相容性。

（3）等离子喷涂

等离子喷涂技术是将等离子电弧作为热源，将涂层材料加热至熔融态或半熔融态后，将其喷射到 NiTi 合金基体表面，冷却后在材料表面附着形成牢固的涂层。目前，等离子喷涂技术一般采用的是羟基磷灰石和纳米级生物材料作为涂层材料，可在材料表面制得羟基磷灰石、磷酸三钙等。该技术具有操作简单、效率高、样品尺寸不受限制及涂层厚度易于控制等优点，但不适于形状复杂的器件；制得的涂层受工艺参数（电弧功率、等离子气体、喷涂距离、供粉速度和基体温度等）影响较大。Prymak 和 Esnwein 等采用等离子喷涂技术将羟基磷灰石均匀喷涂到 NiTi 合金表面。研究结果表明，金属基羟基磷灰石涂层材料的力学性能和生物活性不断提高，但喷涂时存在羟基磷灰石非晶化和再结晶等不利反应，从而影响膜基结合强度。蔡建平等认为快速冷却过程中的羟基磷灰石涂层与金属收缩性不一致而引起的残余应力是涂层结合强度低的原因，并指出厚度在 $50 \sim 200 \mu m$ 的涂层不会发生层内脆裂和溶解。

6.1.3　化学法

化学改性方法可通过化学腐蚀、刻蚀等方法改善基体表面的结构与成分，赋予材料表面的特殊功能。常见的化学表面处理方法主要有电化学沉积、溶胶-凝胶、阳极氧化、微弧氧化、水热法等。

（1）电化学沉积

电化学沉积是指在外电场作用下电流通过电解质溶液中正负离子的迁移并在电极上发生得失电子的氧化还原反应而形成镀层的技术。其工艺操作简单，材料利用率高，易于自动化生产，在低温镀液中进行沉积时，对基底材料本身的力学性能不会产生影响，不受样品几何形状的限制，是一种具有发展前景的表面处理方法。但膜层与基底的结合力较差，在较大变形下容易开裂脱落，通常需要施加一层过渡层或进行复合沉积，目前还需要进一步进行深入研究。Li 等利用化学气相沉积（CVD）法将石墨烯沉积到 NiTi 合金表面。结果表明，沉积后的涂层不仅促进了 BMSC（骨髓间充质干细胞）的成骨功能分化，而且提高了 NiTi 合金的生物活性。Qiu 等利用电化学沉积在 NiTi 合金表面制备了羟基磷灰石（HA）和 ZrO_2 的复合涂层，在 SEM 电镜下观察到纯 HA 样品为片状晶体，HA/ZrO_2 复合涂层由针叶状物质和一些颗粒状物质组成，ZrO_2 粒子均匀分布在 HA 晶体中，提高了涂层的致密度，改善了 NiTi 合金的耐蚀性。

（2）溶胶-凝胶

溶胶-凝胶技术就是用含高化学活性组分的化合物作前驱体，在液相下将这些原料均匀混合并进行水解、缩合化学反应，在溶液中形成稳定的透明溶胶体系。溶胶经陈化胶粒缓慢聚合，形成三维网络结构的凝胶，凝胶网络间充满了失去流动性的溶剂，形成凝胶。西安交通大学付涛等利用溶胶-凝胶技术对医用 NiTi 合金表面进行了诸多改性，如将含 Ag 的 TiO_2 薄膜（Ag/Ti 原子比为 3.3 或 9.1）包覆在粗糙的 NiTi 合金表面上，使锐钛矿到金红石转化温度从 618℃降低到 586℃，以提高合金的亲水性和抗菌性能。Liu 等利用此法在 NiTi 合金表面沉积了一层 TiO_2 涂层，发现 TiO_2 涂层致密、平滑，主要由锐钛矿构成，沉积涂层后其耐腐蚀性得到了有效提高；而且，通过动态凝血时间和血小板黏附实验，表明其血液相容性也显著提高。肖自安、刘敬肖、张新平等都应用溶胶-凝胶技术对医用 NiTi 合金表面展开了系统研究。

（3）阳极氧化

阳极氧化是指金属的一种电化学氧化行为，通常金属工件作为阳极，在外加电流的作用下，发生电解反应，在金属表面形成特定的氧化层。Hang 等对 NiTi 合金阳极氧化改性进行了系统研究，在本书前几章进行了详细叙述。Desai 等利用阳极氧化在 NiTi 合金表面制备出纳米管结构，虽然改性后增加了 Ni 离子的释放，但细胞实验结果表明，改性后不仅能促进内皮细胞的铺展和迁移，而且能抑制血管平滑肌细胞的胶原和基质金属蛋白酶-2（MMP-2）的表达。此涂层有望用于基于 NiTi 合金的生物支架材料。

（4）微弧氧化

微弧氧化是指阀金属元素（Al、Ti 等）在特定的电解质下，在反应过程中的高压放电火花产生的等离子体和热化学的共同作用下，在基底表面形成一层高性能薄膜。微弧氧化由阳极氧化发展而来，但突破了传统的阳极氧化电流、电压法拉第区域的限制，采用更高的电压和更大的电流，使样品表面出现电晕、辉光、微弧放电等现象。试样表面的氧化层在微等离子体的高温高压作用下，产生相和结构的变化。微弧氧化可分为以下四个阶段。

① 普通阳极氧化阶段。置于电解液中的试样在通电后表面会迅速形成很薄的氧化物薄膜，该氧化薄膜是微弧氧化继续的必要条件。随着氧化电压不断升高，材料表面出现少量火花，伴随着气泡的出现，气体的析出会导致绝缘膜变为多孔结构。该阶段电压较低，未能达到击穿电压，电极体系遵从法拉第定律，电压与电流遵从欧姆定律。

② 火花放电阶段。随着材料表面不断发生氧化，电压逐渐升高，当电压达到某一临界值时，氧化膜的薄弱区域就会被击穿，伴随着试样表面出现白亮色火花。试样表面开始形成微弧氧化陶瓷膜，膜层生长速度较快。

③ 微弧放电阶段。随着极间电压不断升高，试样表面火花逐渐变大，并且火花由白亮色变为红色弧斑，膜层生长速度减缓。

④ 熄弧阶段。在微弧氧化后期，试样表面弧斑减少，并伴有尖锐的爆鸣声，最终火花消失。此时，膜层厚度不再增加，材料表面形成孔洞。

微弧氧化技术由于具有设备简单、工艺稳定、易于操作、氧化膜成膜速度快、效率高等优点，广泛应用于实际生产中。微弧氧化技术在瞬时高温高压下，可以在基体材料表面原位形成陶瓷膜。该陶瓷层内层致密，与基体呈冶金结合；外层疏松、粗糙多孔，有利于蛋白质的吸附、成骨细胞的黏附及增殖，增强骨与植入体界面的机械锁合，从而促进材料的骨整合能力。此外，陶瓷膜层能够显著提高材料的耐磨性及耐蚀性。Xu 等用微弧氧化技术在 NiTi 合金表面制备 Al$_2$O$_3$ 涂层，此涂层厚 4μm，由结晶态的 Al$_2$O$_3$ 组成。结果表明，耐腐蚀性能提高 40 倍（相比于没有涂层），抑制 Ni 离子的析出（降低了 3.33%）。

（5）水热法

水热法也称为溶剂热法，是在水热反应釜中利用高温高压条件将一些常温下不反应或很难反应的物质突破热力学的限制而发生反应。该方法广泛应用于纳米材料制备、化工合成等领域。目前，研究者利用反应釜对钛植入体进行改性，使得材料表面形成不同的形貌，如纳米管、纳米棒、纳米线等。刘宣勇教授等以 NiTi 合金为基体，采用水热法构建具有不同镍钛比的 NiTi-LDHs 薄膜。特定镍钛比的薄膜对癌细胞有显著抑制作用，但对正常细胞无明显不良影响。随后又采用水热法，将具有抗癌和抗菌功能的丁酸根离子负载于 Ni-Ti-LDHs 薄膜层间，丁酸根释放量与环境的 H$_2$O$_2$ 浓度正相关。肿瘤组织和细菌感染造成的炎症环境富含 H$_2$O$_2$，可促使载药体系释放较多丁酸根，显示较佳的抑癌和抗菌能力。

6.2
医用 NiTi 合金展望

目前，医用 NiTi 合金的表面改性技术虽然已有多种，各种方法也有一定优势及其成效，部分成果获得了可喜的进展，但还没有一种方法能够完全满足临床的需求。例如，高温氧化能较容易得到 TiO$_2$ 膜，但处理温度过高，易破坏 NiTi 基体的固有热力学性能；激光表面改性难以处理形状复杂的工件；溶胶-凝胶制备的膜层与基体结合强度不够；微弧氧化改性仍不能使合金产生必要的生物学性能。阳极氧化方法对医用 NiTi 合金的表面改性已显示了广阔的应用前景和优势，但仍面临以下问题：现有研究表明制备的纳米涂层在水中的稳定性较差，但其在生理环境下的稳定性尚不明确，生理环境可能对涂层的力学性能和生物学性能存在潜在影响。由于 F 离子的存在，纳米涂层与基体的结合性能较差，从而影响后续的使用性能。就纳米涂层与基体的整体变形能力而言，NiTi 合金基体的非线性超弹性应变高达 8%，显著高于 Ni-Ti-O 纳米涂层可承受的非线性超弹性应变水平。

另外，将多种改性技术相结合可以使制备出的膜层具有优异的多功能性，通过制备具有多功能性的复合膜层，从而替代传统的单一改性膜层，进而使其在不同使用阶段能够发挥相应的作用，这将是未来医用 NiTi 合金表面改性的一个重要研究方向。

参考文献

[1] Liu Y L，Ren Z G，Bai L，et al. Relationship between Ni release and cytocompatibility of Ni-Ti-O nanotubes prepared on biomedical NiTi alloy. Corrosion Science，2017，123：209-216.

[2] Liu Y L，Bai L，Zhao Y，et al. Ethylene glycol ＋ H_2O ＋ Na_2CO_3：A new electrolyte system to anodically grow Ni-Ti-O nanopores on NiTi alloy. Materials Letters，2018，215：1-3.

[3] Liu Y L，Hang R Y，Zhao Y，et al. The effects of annealing temperature on corrosion behavior，Ni^{2+} release，cytocompatibility，and antibacterial ability of Ni-Ti-O nanopores on NiTi alloy. Surface ＆ Coatings Technology，2018，352：175-181.

[4] Liu Y L，Sun Y H，Zhao Y，et al. Selective inhibition effects on cancer cells and bacteria of Ni-Ti-O nanoporous layers grown on biomedical NiTi alloy by anodization. Rare Metals，2022，41（1）：78-85.

[5] Liu Y L，Zhang L，Hang R Q，et al. The cell responses on Sr-incorporated Na-Ti-O nano-network on titanium surface. International Journal of Modern Physics B，36，2022，2240065.

[6] Zhao F L，Zhao Y Y，Liu Y L，et al. Osteogenic activity of $Na_2Ti_3O_7$/$SrTiO_3$ hybrid coatings on titanium. Surface ＆ Coatings Technology，398，2020，126090.

[7] Hang R Q，Liu Y L，Zhao L Z，et al. Fabrication of Ni-Ti-O nanotube arrays by anodization of NiTi alloy and their potential applications. Scientific Reports，2014，4：7547.

[8] Hang R Q，Liu Y L，Gao A，et al. Highly ordered Ni-Ti-O nanotubes for non-enzymatic glucose detection. Materials Science and Engineering C，2015，51：37-42.

[9] Hang R Q，Liu Y L，Liu S，et al. Size-dependent corrosion behavior and cytocompatibility of Ni-Ti-O nanotubes prepared by anodization of biomedical NiTi alloy. Corrosion Science，2016，103：173-180.

[10] Hang R Q，Liu Y L，Gao A，et al. Fabrication of Ni-Ti-O nanoporous film on NiTi alloy in ethylene glycol containing NaCl. Surface ＆ Coatings Technology，2017，321：136-145.

[11] Hang R Q，Liu Y L，Bai L，et al. Electrochemical synthesis，corrosion behavior and cytocompatibility of Ni-Ti-O nanopores on NiTi alloy. Materials Letters，2017，202：5-8.

[12] Hang R Q，Liu Y L，Bai L，et al. The influence of electrolyte pH on anodic growth of Ni-Ti-O nanopores on NiTi alloy. Materials Letters，2018，220：190-193.

[13] Hang R Q，Liu Y L，Bai L，et al. Length-dependent corrosion behavior，Ni^{2+} release，cytocompatibility，and antibacterial ability of Ni-Ti-O nanopores anodically grown on biomedical NiTi alloy. Materials Science ＆ Engineering C，2018，89：1-7.

[14] Bai L，Liu Y L，Du Z B，et al. Differential effect of hydroxyapatite nano-particle versus nano-rod decorated titanium micro-surface on osseointegration. Acta Biomaterialia，2018，76：344-358.

[15] Zhao Y，Liu Y L，Liu S，et al. The influence of electrolyte stirring on anodic growth of Ni-Ti-O nanopores on NiTi alloy. Surface Review and Letters，2018，1850162.

[16] Hang R Q，Zong M X，Bai L，et al. Anodic growth of ultra-long Ni-Ti-O nanopores. Electrochemis-

医用 NiTi 合金
阳极氧化与表面处理

try Communications，2016，71：28-32.

[17]　Bai L，Liu Y L，Zhang X Y，et al. Favorable manipulation of macrophage/endothelial cell functional-
ity and their cross-talk on silicon-doped titania nanotube arrays. Nanoscale，2019.

[18]　Zong M X，Bai L，Liu Y L，et al. Antibacterial ability and angiogenic activity of Cu-Ti-O nanotube
arrays. Materials Science and Engineering C，2017，71：93-99.

[19]　Hang R Q，Liu S，Liu Y L，et al. Preparation，characterization，corrosion behavior and cytocom-
patibility of NiTiO$_3$ nanosheets hydrothermally synthesized on biomedical NiTi alloy. Materials Science
& Engineering C，2019，97：715-722.

[20]　Weng Z M，Bai L，Liu Y L，et al. Osteogenic activity，antibacterial ability，and Ni release of Mg-in-
corporated Ni-Ti-O nanopore coatings on NiTi alloy. Applied Surface Science，2019，486：441-451.

[21]　Hang R Q，Zhao Y，Bai L，et al. Fabrication of irregular-layer-free and diameter-tunable Ni-Ti-O
nanopores by anodization of NiTi alloy. Electrochemistry Communications，2017，76：10-14.

[22]　Zhang Z J，Sun Y H，Zhao Y，at al. Antibacterial ability and cytocompatibility of Cu-incorporated Ni-
Ti-O nanopores on NiTi alloy. Rare Metals：1-9.

[23]　Zhao Y，Wang Z，Bai L，et al. Regulation of endothelial functionality through direct and immuno-
modulatory effects by Ni-Ti-O nanospindles on NiTi alloy. Materials Science & Engineering：C，
2021，123：112007.